国家卫生健康委员会"十三五"规划教材配套教材
全国高等学校配套教材
供基础、临床、预防、口腔医学类专业用

医学遗传学
学习指导与习题集

第4版

主　审　左　伋

主　编　张咸宁　杨　玲

编　者　（按姓氏笔画排序）

王　键（华南理工大学医学院）	宋土生（西安交通大学医学部）
左　伋（复旦大学上海医学院）	张咸宁（浙江大学医学院）
刘　雯（复旦大学上海医学院）	陈　峰（哈尔滨医科大学）
阮绪芝（湖北医药学院）	罗　兰（昆明医科大学）
李卫东（天津医科大学）	岳丽玲（齐齐哈尔医学院）
杨　玲（复旦大学上海医学院）	顾鸣敏（上海交通大学医学院）
杨保胜（新乡医学院）	钱晓伟（南通大学生命科学学院）
杨康鹃（延边大学医学院）	彭鲁英（同济大学医学院）
吴白燕（北京大学医学部）	蒋玮莹（中山大学中山医学院）
何俊琳（重庆医科大学）	韩　骅（空军军医大学）
邹向阳（大连医科大学）	富伟能（中国医科大学）

人民卫生出版社

图书在版编目（CIP）数据

医学遗传学学习指导与习题集 /张咸宁，杨玲主编 . —4 版 .
—北京：人民卫生出版社，2018
全国高等学校五年制本科临床医学专业第九轮规划教材配
套教材
ISBN 978-7-117-27338-1

Ⅰ. ①医… Ⅱ. ①张… ②杨… Ⅲ. ①医学遗传学 - 高等学校 -
教学参考资料 Ⅳ. ①R394

中国版本图书馆 CIP 数据核字（2018）第 196300 号

人卫智网 www.ipmph.com 医学教育、学术、考试、健康，
购书智慧智能综合服务平台
人卫官网 www.pmph.com 人卫官方资讯发布平台

医学遗传学学习指导与习题集
第 4 版

主 编：张咸宁 杨 玲
出版发行：人民卫生出版社（中继线 010-59780011）
地 址：北京市朝阳区潘家园南里 19 号
邮 编：100021
E - mail：pmph @ pmph.com
购书热线：010-59787592 010-59787584 010-65264830
印 刷：人卫印务（北京）有限公司
经 销：新华书店
开 本：787 × 1092 1/16 印张：10
字 数：262 千字
版 次：2004 年 5 月第 1 版 2018 年 9 月第 4 版
2022 年 7 月第 4 版第 4 次印刷（总第 18 次印刷）
标准书号：ISBN 978-7-117-27338-1
定 价：25.00 元

前 言

医学生为什么必须学习"医学遗传学"这门生物医学核心课程？或许有一句名言可以完全予以释然。在国际权威的遗传医学专著 *The metabolic and molecular bases of inherited disease*（http://ommbid.mhmedical.com/，McGraw-Hill 出版社）的"前言"中，主编明确地指出："Medicine without biology does not make sense！"（"除非从生物学的角度看，否则医学没有意义！"）。"医学遗传学"是横跨基础医学与临床医学的桥梁课程，既带有基础医学的一些性质，又具有临床医学的某些特点，因而可能包含不完全等同于其他基础医学课程的学习方法。如果能在学习方法上加以指导，并通过一些练习题加以复习巩固，则不仅有助于"医学遗传学"的学习，而且也有利于其他临床医学课程知识的掌握，从而达到触类旁通的效果；另一方面，由于受到课时和教材篇幅的限制，《医学遗传学》（第 7 版）无法对遗传医学发展历程中的某些重大里程碑事件加以详细介绍，而这对于启迪和培养医学生临床推理（clinical reasoning）的能力是极其必要的。因此，经协商研究之后，全体编委一致决定编写《医学遗传学》（第 7 版）的配套教材《医学遗传学学习指导与习题集》（第 4 版）。

沿袭《医学遗传学学习指导与习题集》（第 3 版）的基本框架，本《医学遗传学学习指导与习题集》（第 4 版）仍然涵盖两部分的内容。第一部分为"现代医学遗传学研究的启示"，编者选取了医学遗传学发展史上某些重要的科学家[本版增加了"粲然可观的 McKusick"和"诗意灵犀的卢煜明（Yuk-Ming Dennis Lo）"2 个章节]，介绍这些大师的研究成果及其来龙去脉，从中可以折射出科学家开展生物医学研究工作的基本思路和科学发现的基本规律；第二部分为"医学遗传学各章的学习目标与习题"，包括各章的学习目标、习题（名词解释、A1 型选择题、A2 型选择题、B1 型选择题和简答题）以及参考答案三部分。虽然机械地做一些练习题并不是最理想的学习方式，但学习也是不断练习、不断实践的过程，通过习题的检验是实现这一过程的途径之一。同时，我们鼓励同学们通过各种途径（尤其是网络资源）达到学习和掌握知识的目的。

参与本版教材编写的人员都是各医学院校长期在第一线从事"医学遗传学"教学并具有丰富命题经验的教师。由于遗传医学（分子医学、基因组医学、个性化医学、精准医学）是发展最为迅猛、变化最为剧烈的一门学科，某些问题可能过去认为是正确的，现在则可能被证实是不完善的，甚至是错误的;某些观点可能过去认为是错误的,现在则可能被证实是不完全的,甚至是正确的。诚如大师 James Watson(1928—)所言:"Science that does not change is a dead science"。因此,在使用本书的过程中,请读者不要太拘泥于本书的参考答案。

由于编者的水平有限,书中的不妥之处,敬请广大读者不吝批评、指正! 可发 E-mail 至:zhangxianning@zju.edu.cn 或 yangling@fudan.edu.cn。

张咸宁　杨　玲
2018 年 5 月

目 录

第一部分　现代医学遗传学研究的启示

　　现今的社会是个充满活力、竞争激烈的世界,每一位同学都希望自己能够通过刻苦学习和勤奋工作,尽早成材,以不负含辛茹苦养育和栽培自己的父母、亲属和老师。然而,人生路漫漫,成功何其远!对于一个医学生来说,怎样才能顺利取得事业的成功呢?因发明疾病疫苗而驰名中外的法国微生物学家巴斯德(Louis Pasteur,1822—1895)曾讲过一段关于成功的至理名言:"意志、工作、成功,是人生的三大要素。意志将为你打开事业的大门;工作是入室的路径;这条路径的尽头,有个成功来庆贺你努力的结果……,只要有坚强的意志,努力地工作,必定有成功的那一天!"

　　本部分追溯了现代遗传医学发展史上的几个重要发现,以期对同学们有所启迪。无论如何,希望同学们牢记:在本科生学习阶段,必须摒弃浮躁,静心读书,首先应当想着武装自己的"脑袋",今后才有可能丰富自己的"口袋"!　Where there is a will,there is a way!

(张咸宁)

第一章

奇才旷世的孟德尔

　　1965 年夏天的一个傍晚,在捷克布尔诺(Brunn,即今 Brno)摩拉维亚镇(Moravia)的一座教堂里,举行了一次盛大的纪念会。大部分与会者并非基督徒,而是应捷克科学院邀请而来的各国著名遗传学家。学者们怀着崇敬而又惋惜的心情,聚集在一起,隆重纪念一位为现代遗传学奠定了基础,而其成果却被埋没了整整 35 年之久的伟大生物学家——孟德尔神父(Gregor Mendel,1822—1884)。1965 年恰逢孟德尔的研究成果发表 100 周年。

　　孟德尔出生于奥地利摩亚维亚的海因申多夫村(Heinzendorf bei Odrau)。其父是个农民,嗜好养花。因此,孟德尔自幼便养成了养花弄草的习惯。这或许是这位遗传学奠基人后来在豌豆杂交实验上成名的一个最初契机吧!但是,孟德尔的童年不但平常,而且寒苦。他的整个小学生涯是在半饥半饱中念完的。中学毕业之后,靠着妹妹 Theresa 的嫁妆费,他才艰难就读于 University of Olomouc 的哲学系,还曾因病休学长达 1 年之久。大学毕业后,21 岁的孟德尔百般无奈之下,听从了老师的建议,进入 St.Thomas 修道院当修士。25 年后被选为该修道院的院长。

　　如果说童年的孟德尔是在贫寒中度过的,那么青年的孟德尔则饱历了生活道路的坎坷。单调、古板的修道院生活显然无法满足一个热血青年的凌云壮志,孟德尔兼任了布尔诺一所中学的代课教师。他曾两次申请转正,但考试后均名落孙山。更令人气愤的是,在第二次考试中,主考官竟如此戏谑他:"此人连小学教师的资格也不够!"为此,他专门到维也纳大学进修了一段时间,修习了植物生理学、数学和物理学等课程。1856 年,孟德尔又一次报考了教师职位,仍然在口试环节中被刷掉。

自考试落榜之后,好学勤奋和充满进取心的孟德尔便在修道院的花园里开始植物杂交的实验研究工作。他的成果只发表了很少一部分。除了死后使他成名的《植物杂交实验》(1865)外,还有《人工授粉获得的山柳菊属杂种》(1870)和《1870 年 10 月 13 日的旋风》(1871)。

孟德尔的晚年是在愁云惨雾中度过的。他孑然独身,孤苦伶仃。又因拒绝缴纳当局对修道院征收的一笔税金而遭受与当局的僵持之苦。学志未酬而又愤懑填膺的孟德尔,终于 1884 年 1 月 6 日因患肾炎并发心脏病而与世长辞,享年仅 62 岁。当人们吊唁这位少年清贫,中年研究成果遭冷遇,晚年孤独悲惨的神父时,谁也未曾想到他是一位在科学史上留下峥嵘篇章的伟大科学家。

孟德尔研究植物杂交所用的实验材料是豌豆(Pisum sativum)。采用豌豆的优势在于:豌豆既能自花授粉,又能异花授粉,较易人为控制。孟德尔选用了 22 个豌豆品种,按种子的外形是圆的还是皱的,子叶是黄色还是绿色等特征,把豌豆分成 7 对相对的性状。然后,再按每一对相对性状和两对相对性状,分别进行杂交实验,得到了如下一些结果。①一对相对性状的杂交实验:通过人工授粉使高茎豌豆与矮茎豌豆互相杂交。第一代杂种(子 1 代,F1)全为高茎。再通过自花授粉(自交)使 F1 杂种产生后代,结果子 2 代(F2)豌豆中 3/4 为高茎,1/4 为矮茎,比例为 3∶1。孟德尔对所选的其他 6 对相对性状也一一进行了上述类似的杂交实验,结果 F2 都得到了性状分离 3∶1 的比例;②两对相对性状的杂交实验:用具有两对相对性状的豌豆所做的杂交实验显示,黄圆种子的豌豆与绿皱种子的豌豆杂交之后,F1 均为黄圆种子;F1 自花授粉所产生的 F2,则出现了 4 种类型的种子。在 556 粒种子中,黄圆、绿圆、黄皱、绿皱种子之间的比例为 9∶3∶3∶1。通过观察上述实验结果,孟德尔天才地演绎出了性状遗传的基本原理。

一、分离定律

孟德尔假定,高茎豌豆的茎之所以是高的,是因为受一种高茎遗传因子(TT)的控制,而矮茎豌豆的矮茎受一种矮茎遗传因子(tt)的控制。杂交之后,F1 的遗传因子为 Tt。由于 T 为显性因子,t 为隐性因子,故 F1 都表现为高茎。F1 自交之后,雌、雄配子的 T、t 是随机组合的,故 F2 在理论上应有大体相同数量的 4 种结合类型:TT、Tt、tT 和 tt。由于显性与隐性的相对关系,于是形成了高茎、矮茎 3∶1 的观察比例。因此,不同的遗传因子虽然在细胞内是互相结合的,但并不互相掺混,而是各自独立地互相分离。后人把孟德尔的这一发现,称为分离定律(law of segregation)。

二、自由组合定律

对于具有两种相对性状的豌豆之间的杂交,也可以用上述原理进行阐释。假设黄圆种子的遗传因子为 YY 和 RR,绿皱种子的遗传因子为 yy 和 rr。两种配子进行杂交之后,F1 为 YyRr,由于 Y、R 为显性,y、r 为隐性,故 F1 种子均表现为黄圆。F1 自交之后,F2 将出现 16 种类型的植株,9 种遗传因子类型。由于存在显性、隐性的相对关系,从外表上观察,应该有 4 种类型的种子:黄圆、绿圆、黄皱、绿皱,比例为 9∶3∶3∶1。据此,孟德尔认为,植物在杂交中不同遗传因子的组合,遵从排列组合定律。后人把这一发现称为自由组合定律(law of independent assortment)。

自 1856 年开始,孟德尔经过 8 年的潜心研究,演绎出上述 2 个遗传学重要定律,并撰写成题为“植物杂交实验”的论文。在一位气象学家好友的鼓励与支持下,他于 1865 年 2 月 8 日和 3 月 8 日两次在布尔诺自然历史学会(Natural History Society of Brno)的会议上报告了豌豆实验结果。与会者饶有兴趣地听取了孟德尔的报告,但几乎无人能够理解其中的科学奥秘。因为既没有人提问,也没有人展开讨论。不过,该学会还是于 1866 年在会刊上全文发表了孟德尔的论文。人们曾以为孟德尔的工作之所以被长期埋没，是由于当时学术情报闭塞不通、交流不广、无法获知他的研究信息造成的。实际上并非如此。原来，布尔诺自然历史学会至少与 120 个学会、研究会有着交流资料的习惯。刊载孟德尔论文的杂志总共寄出了 115 本。其中，当地有关单位 12 本，柏林 8 本，维也纳 6 本，美国 4 本，英国 2 本（英国皇家学会和林奈学会）。孟德尔本人还向外界寄送过该论文的抽印本。迄今有据可查的是，至少有 5 位学者了解他的工作。例如，19 世纪著名植物学家、研究心柳菊属的权威 Karl Naegeli（1817—1891），其对解剖学、生理学、分类学和进化论的发展都有一定的推动贡献。孟德尔不仅把自己的论文寄给了他，还写了一封长信，详述实验研究的前因后果。但是，刊物也好，论文也好，都如石沉大海，没有得到明显的反响。这样，孟德尔为遗传学奠定了基础的、具有划时代意义的发现，竟被人们忽视、遗忘和埋没长达 35 年之久。

1900 年对孟德尔盖棺后的成名具有重要的历史意义。这一年，3 位科学家（H.de Vries、C.Correns 和 E.Tschermak）各自独立的研究工作几乎同时重现了孟德尔的发现。也在这一年里，3 位科学家都发现了孟德尔的论文。他们这才清楚地意识到，自己的实验研究内容不过是重复了 35 年前孟德尔的研究工作。

孟德尔的科学发现被埋没可能有多个方面的原因。首先是历史的局限性，当 1866 年孟德尔发表论文时，正值如日中天的达尔文（1809—1882）的巨著《物种起源》问世的第 7 个年头。期间，各国的生物学家（特别是著名的生物学家）纷纷把兴趣转移到了生物进化的研究上，而物种杂交的科学问题自然就不属于人们瞩目的中心问题了；其次，由于历史条件的限制，当时的学术资料尚不能得到广泛交流，也是造成了这一悲剧的主要原因。例如，对物种杂交研究搜集资料较多的达尔文，却没有读过孟德尔的论文。虽然有学者认为，即使达尔文看到了孟德尔的研究成果，也不一定能够充分认识到其研究工作的伟大意义。了解孟德尔的俄国著名古植物学家 Ivan（Johannes）Fedorovich Schmalhausen（1849—1894），本来在自己的学位论文的"历史部分"加了一个附注，正确地评价了孟德尔的研究工作。但遗憾的是，当 1875 年出版的《植物区系》杂志发表他的论文译本时，却删除了此条附注！这样，无形中又减少了后人获知孟德尔研究成果的机会。另外，孟德尔发表他的新发现时，不过是一名普通的修道院神父。至于他从事的植物杂交研究，在一般人的眼光中纯属"不务正业"，"不过是为了消遣，是一个有魅力的懒汉的唠叨理论罢了"。

的确，在一个专业学者的眼里，孟德尔绝对称不上是一位地道的生物学工作者。因为他既没有生物学专业的学历，也没有博士、教授的头衔。因而，他的具有挑战性的科学发现，自然很难被当时的人们所相信和接受。从已知的少数几位读过孟德尔论文的知名学者的反应和态度来看，怀疑以至于根本不相信这个"小人物"能有什么新发现，乃是忽视他研究成果的一个重要因素。以生物学家 Naegeli 为例，他当时最了解孟德尔。因为孟德尔与他素来关系甚密，相互交往达 7 年之久，常与他交换植物种子。他是读过孟文的第一人。然而，正是由于 Naegeli 不仅没有正确认识到孟德尔的发现，而且还提出种种怀疑和责难，从而成为推动这桩遗憾后世的科学蒙难案的"罪魁祸首"。著名德国植物学家 Wilhelm Olbers Focke（1834—1922）对孟德尔的成果评价则是："孟德尔所作的多次豌豆杂交实验的结果，十分类似于奈特的结果，但他却自以为是，声称自己发现了各种杂种类型之间稳定的数量关系"。Focke 所否定的正是孟德尔的成功之处，表明其根本无法领会孟德尔发现的伟大意义。

孟德尔生前曾坚信："My scientific work brought me much satisfaction and I am sure it will soon be recognized by the whole world"。今天，孟德尔在科学史上的地位及其光辉业绩早已得到公认，他当之无愧地被尊称为"经典遗传学（Classical Genetics）之父"。以孟德尔定律为基础的遗传学学科业已取得辉煌的研究成果，成为当今诸多自然科学学科中发展最为迅猛、变化最为剧烈的分支。然而，"忘记过去就意味着背叛"，忽视孟德尔定律的代价实在是太沉重了，阻滞生物学的发展延缓了几十年。孟德尔的科学发现不被理解从而导致被埋没，主要应归咎于传统观念的束缚。历代传统观念作为人们认识世界的一种惯性，对于保持人类认识的连续性和稳定性通常具有积极的意义；但对于科学创新来说，则是一个致命的大敌！历史上有许多新发现、新学说，常常由于传统旧观念的束缚而被无情地忽视和否定，落得灰溜溜的下场。科学的一大不幸就在于，人们常常有怀疑和抵制新概念、新学说的心理。一种新学说提出来之后，人们总是安于原有的框架，迷恋于流行的观念，以种种方式予以反驳、嘲笑、吹毛求疵、求全挑剔、不理睬，甚至拒之千里之外。孟德尔所遭遇的科学悲剧，只不过又一次证实了抵制新发现、新学说是人类难以逾越自身的"大自然的一项基本法则"。在日常学术交流中，常常也可以看到有这样或那样的某些权威，他们总是津津乐道于自己的研究工作或某项成果，而当听取或阅读别人（特别是初出茅庐的青年学者）的论文时，则不断摇头蹙眉，表现出一种极不耐烦的"专家"架子。因此，医学生要时刻提醒自己，在科学上不要被传统观念捆住手脚，要时刻牢记一个平凡的真理：科学的生命在于创新，科学的胜利在于冲破传统观念；要谦虚好学，不要养成一种迷信权威、漠视"小人物"的偏见和陋习。因为科学真理永远高于个人偏见，也不会败于俏皮话的讥笑挖苦。正所谓盖世权威难免一失，无名小辈常有所得。

参 考 文 献

［1］饶毅.孤独的天才.科学文化评论,2010,7(5):90-106.

［2］谈家桢.为纪念孟德尔逝世一百周年而作.遗传,1984,6(1):1-2.

［3］庚镇城.进化着的进化学——达尔文之后的发展.上海:上海科学技术出版社,2016.

［4］Edelson E.Gregor Mendel And the Roots of Genetics.Oxford:Oxford Univeristy Press,1999.

（张咸宁）

第二章

明察秋毫的 Garrod

人类的各种遗传性状,都与蛋白质的特性有关。革命导师恩格斯(1820—1895)的名言:"生命是蛋白体的表现形式",便很通俗地阐释了这一点。突变基因通过改变多肽链的质和量,使得由一条或多条肽链组成的蛋白质发生缺陷,由此导致疾病。通常,根据缺陷蛋白对机体所产生的影响,把这类疾病(单基因病)分为分子病(molecular disease)和先天性代谢缺陷(inborn error of metabolism)两类。分子病是指由于基因突变使蛋白质的分子结构或合成的量异常,直接引起机体功能障碍的一类疾病。包括血红蛋白病、血浆蛋白病、受体病、膜转运蛋白病、结构蛋白缺陷病、免疫球蛋白缺陷病等;先天性代谢缺陷现多称为酶蛋白病(enzymopathy),是指由于基因突变造成催化机体代谢反应的某种特定酶的缺陷,使得机体某些代谢反应受阻而间接地引起疾病,如苯丙酮尿症、葡糖 -6- 磷酸脱氢酶缺乏症、α_1- 抗胰蛋白酶缺乏症等。实际上,所有的生化遗传病均为分子病。

"先天性代谢缺陷"一词是由英国著名的内科医生 Archibald Edward Garrod(1857—1936)在仔细观察和研究了尿黑酸尿症(alkaptonuria)等疾病之后,于 1902 年提出来的。病理学大师 Virchow(1821—1902)曾于 1866 年首先报道了 1 例 67 岁的尿黑酸尿症男性患者。Garrod 在临床中发现,尿黑酸尿症的显著特征之一是患者排出的尿中含有大量的尿黑酸,日排出量达好几克。而尿黑酸在正常个体的尿液中并不存在。尿黑酸尿症患者的尿色存在着明显的异常,刚排出时尿色正常,放置后迅速转为黑色。因此,尿黑酸尿症在婴儿期就能够被发现,因为婴儿会在尿布上留下特殊的颜色。尿黑酸尿症患者一般身体健康,只是在年老时特别容易罹患褐黄病(ochronosis)和关节炎。褐黄病即由于机体缺乏尿黑酸氧化酶,造成尿黑酸代谢异常,褐黄色色素颗粒沉着在真皮、汗腺、软骨、韧带和肌腱,皮肤色素沉着以颊、前额、腋和生殖器部位最为明显。通过临床摄食试验,Garrod 还发现,尿黑酸尿症患者排出的尿黑酸量可随食用蛋白的量的增加而升高,尿黑酸的排泄也会由于摄食苯丙氨酸和酪氨酸的某些衍生物而增高。这些衍生物似乎可以看作是分解代谢的中间产物。Garrod 因而推测,尿黑酸虽然从未在组织中检出过,但它应该是苯丙氨酸和酪氨酸分解代谢的一种正常中间产物;尿黑酸尿症患者由于缺乏一种必需的酶(尿黑酸氧化酶),从而阻断了尿黑酸的降解。Garrod 认为,在正常个体中存在的尿黑酸是微量的,因为它很快形成,也很快降解;而在尿黑酸尿症患者中,尿黑酸不能进一步降解,往往在尿黑酸代谢的主要场所——肝细胞中积聚起来,并渗入循环系统,然后大量排入尿中。

那么,引起这种代谢阻断发生的物质基础究竟是什么呢?为此,Garrod 开始不辞辛劳地调查尿黑酸尿症患者的家族史。结果惊奇地发现,虽然本病极为罕见,但总是可以在家系中找出 1 例以上的患者,往往 2 个或几个兄弟姐妹同时患病,而患者的双亲和子代以及其他亲属却正常。另外,患者的双亲常常具有血缘关系(如堂表兄妹),而家族中往往并没有患病的记录。在 Garrod 于 1901 年发现的 11 例患者中,至少有 3 例患者的双亲为堂表亲;于 1902 年调查的 10 个和 1908 年报告的 17 个家系中,分别有 6 个和 8 个家系的患者的双亲为堂表亲,而同一时期英国的堂表亲结婚发生率估计不超过 3 %。

由于尿黑酸尿症的家系如此特殊,Garrod 没有任何犹豫,肯定了这种病症具有一种先天性或遗传性基础。为此,Garrod 立刻虚心地请教了时任英国遗传学会主席的剑桥大学教授 William Bateson(1861—1926)。当时,适逢孟德尔遗传定律刚刚被重新发现,不重视或不以为然的人大有所在。但 Bateson 是在遗传学发展史的第一个十年中坚决捍卫、诠释、发展和推广孟德尔理论的核心人物。故 Bateson 指出,尿黑酸尿症的这种现象完全可以用刚刚被重新发现的孟德尔定律加以解释。如果尿黑酸尿症是由一个罕见的孟德尔因子(即基因)所决定的,则分析和预测这些家系就会出现上述情况。即尿黑酸尿症的遗传方式与隐性遗传相符,患病个体是致病因子的纯合子。于是,Garrod 得出结论:尿黑酸尿症绝非由病菌引起,也非因某种一般功能偶然失调所导致,而是由一种存在着双份异常的孟德尔因子所导致的某一种酶的先天性缺乏才引起的。孟德尔遗传因子可能以某种方式影响人体中生化途径的特定化学产物。

在临床工作中,Garrod 先后遇到了 4 种可能与代谢有关的疾病:尿黑酸尿症、白化病、胱氨酸尿症和戊糖尿症。为了解释这类疾病的病因,他于 1902 年提出了"先天性代谢缺陷"这一概念。Garrod 敏锐地认为,这类疾病可能都是由某种酶的缺乏所导致的代谢障碍,故可统称为"代谢病"。

从此,尿黑酸尿症就作为人类隐性遗传的首例而载入了科学史册。Garrod 关于尿黑酸尿症的论断于 1958 年由 La Du 等学者予以证实。正是由于 Garrod 明察秋毫的观察力、科学的思维和严谨的作风,使他成为人类生化遗传学的创始人。他提出的先天性代谢缺陷概念远远地走在了时代的前面——Garrod 和 Bateson 都堪比遗传学大师孟德尔,是超越其时代的科学人物。特别值得一提的是,Garrod 还是最早提出"精准医学(precision medicine)"的人,是当之无愧的"Father"!

人生并非一帆风顺。在生活上,Garrod 育有 3 个儿子和 1 个女儿。但在那个凄风苦雨的动荡年代,大儿子(28 岁)和二儿子(20 岁)分别在第一次世界大战中殒命,小儿子(21 岁)也于 1919 年不幸死于西班牙流感大瘟疫。在事业上,就人类医疗保健科学的发展来看,直到 20 世纪 30 年代,甚至 40 年代,对人类健康威胁最大的仍然是天花、霍乱、肺炎、肺结核和流感等感染性疾病,以及营养不良、寄生虫病等。故医学科学研究的目光基本盯在如何预防和有效治疗这些常见疾病的问题上,科学界的注意力也都集中在这些方面。正因为如此,从 1901 到 1945 年,获得诺贝尔医学奖的,都是有关治疗传染病、营养不良和寄生虫病等方面的研究成果。而就 Garrod 当时所探讨的遗传病而言,它们给人类造成的威胁,相对说来尚不突出。特别是 Garrod 在临床上研究的 4 种疾病,有的一般并不影响患者的生活质量,有的则较少影响个体的健康。因此,从世俗的实用角度,自然不会引起更多的医生和学者去关注和研究这类"罕见病"(rare disease)。另外,从人类认识发展的逻辑过程来看,Garrod 的研究显然超越了时代,的确属于一种超时代的发现。因为直到 1902 年,Bateson 才把孟德尔开辟的研究领域称为"遗传学(genetics)";1904 年,美国遗传学家 Walter Sutton(1877—1916)和德国生物学家 Theodor Boveri(1862—1915)才分别独立发现孟德尔因子和染色体之间的联系,提出了"遗传的染色体学说";1909 年,丹麦植物学家 Wilhelm Johannsen(1857—1927)才首次将孟德尔因子称为"基因"(gene);1941 年,美国遗传学家 George Beadle(1903—1989)和生物化学家 Edward Tatum(1909—1975)才从他们多年研究粗糙链孢霉(*Neurospora crassa*)营养缺陷型的工作中提出了"一个基因决定一种酶"的假说;1958 年,法国生物化学家 Bert La Du 等才证实了 Garrod 半个世纪前已经提出的尿黑酸尿症病因假设的正确性。因此，Garrod 的研究成果与孟德尔定律同样遭到了三十多年的无人问津，实在是不足为奇。但是，当今天人类把目光瞄向生物医学的研究热点：各种层出不穷的"组学"和精准医学时，却实在是不应该忘记大师 Garrod 的功劳！

参 考 文 献

［1］高翼之. 遗传学第一个十年中的 W. 贝特森. 遗传, 2001, 23 (3): 251-254.

［2］La Du BN Jr. Are we ready to try to cure alkaptonuria? Am J Hum Genet, 1998, 62 (4): 765-767.

［3］Perlman RL, Govindaraju DR. Archibald E. Garrod: the father of precision medicine. Genet Med, 2016, 18 (11): 1088-1089.

［4］Piro A, Tagarelli G, Lagonia P, et al. Archibald Edward Garrod and alcaptonuria: "Inborn errors of metabolism" revisited. Genet Med, 2010; 12 (8): 475-476.

［5］Prasad C, Galbraith PA. Sir Archibald Garrod and alkaptonuria-story of metabolic genetics. Clin Genet, 2005, 68 (3): 199-203.

［6］Scriver CR. Garrod's foresight; our hindsight. J Inherit Metab Dis, 2001, 24 (2): 93-116.

（张咸宁）

第三章
覆盆之冤的 Avery

对于有一丁点生命科学常识的人来说，脱氧核糖核酸（DNA）是生物遗传信息的载体，这似乎根本没有问题。然而就在七十多年前的 1944 年，当 67 岁的 Oswald T. Avery（1877—1955）及其同事发表这一理论时，却引起了遗传学界的极大惊讶和怀疑。直到 20 世纪 50 年代中期，这一学说才被广大生命科学工作者普遍接受。然而，年迈的 Avery 没能等到这一天便溘然长逝，从而失去了荣获诺贝尔奖的机会。这实在是 20 世纪科学史上的一大憾事和悲剧。

发现 DNA 的遗传功能，始于 1928 年英国细菌学家 Frederick Griffith（1879—1941）所做的肺炎球菌（pneumococcus bacteria）感染小鼠的实验。肺炎球菌菌株基本上可以分为 2 种类型或品系（strain）。一种是有毒的光滑类型，简称为 S 型（smooth）；一种是无毒的粗糙类型，简称为 R 型（rough）。S 型的细菌细胞外包裹着多糖荚膜，其作用是保护细菌免受被感染的动物的正常免疫防御的灭杀，从而导致人或小鼠致病（对人，它能导致肺炎；对小鼠，则导致败血症）。但在加热到致死程度之后，S 型细菌便失去致病能力。由于荚膜多糖的血清学特性不同，化学结构各异，S 型又可分为许多不同的亚型：SⅠ、SⅡ、SⅢ 等；R 型细菌细胞没有合成荚膜的能力，因而无法使人或小家鼠致病。R 型不能合成荚膜的原因在于一个控制 UDPG- 脱氢酶的基因发生了突变，R、S 两型可以相互转化（transformation）。

1928 年，Griffith 将肺炎球菌 SⅡ 在特殊条件下进行离体培养，从中分离出 R 型。当他把这种少量的 R 型活细菌和大量已被灭活的 SⅢ 菌株混合注射到小鼠体内之后，出乎意外地发现小鼠却被杀死了。剖检发现，在小鼠的心血中有 S Ⅲ 菌株。

上述实验结果可以有 3 种解释：① SⅢ 细菌可能并未被完全灭活。但这种解释不能成立，因为单独注射经过处理的 SⅢ 时，并不能致死小鼠；② R 型已转变为 S 型。这一点也不能成立，因为剖检发现的是 SⅢ 不是 SⅡ，R 型从 SⅡ 突变而来，理应转化为 SⅡ；③ R 型从灭活的 SⅢ 获得某种物质，导致菌株的类型发生转化，从而恢复了原先因基因突变而丧失的合成荚膜的能力。Griffith 肯定了第 3 种解释。这就是最早发现的转化现象。

三年之后，学者们发现，在有加热灭活的 S 型细菌存在的条件下，体外培养 R 型细菌的培养物，也可以产生这种转化作用。此后不到 2 年，又发现 S 型细菌的无细胞抽提物加到生长中的 R 型培养物上，也能产生 R 向 S 的转化（R → S）。

于是，学者们提出，加热灭活的 S 型细菌培养物或其无细胞抽提物中，一定存在着某种导致细菌类型发生转化的物质，暂时称之为"转化因子"（transforming principle）。

1944 年，在纽约洛克菲勒研究所，Avery 等为了弄清转化因子的化学本质，开始对含有 R → S

转化因子的 SIII 型细菌的无细胞抽提物进行分馏、纯化研究。他们根据染色体物质的绝大部分是蛋白质的事实，曾一度推断蛋白质很可能就是"转化因子"。然而，当他们使用一系列的化学法和酶催化法，把各种蛋白质、类脂、多糖和核酸从抽提物中剔除之后，却发现抽提物的剩余物质仍然保持将 R 型转化为 S 型的能力。于是，研究小组成员对自己的推理产生了动摇。最后，进一步纯化了抽提物之后发现，即使把取自 SIII 细胞抽提物的纯化 DNA，以低达 6 亿分之一的剂量加到 1 个 R 型细胞的培养物中，仍然具有使 R → SIII 的转化能力。他们还发现，从一个自身由 R 型转化产生的 S 型细菌的培养物中提取的 DNA 也能使 R → S。于是，研究小组得出结论："转化因子"应该是 DNA。Avery 等的实验结果和结论是 DNA 认识史上的一次重大突破，彻底改变了 DNA 在生物体内无足轻重的传统观念。

然而，Avery 等于 1944 年所做的工作，不仅没有使得科学界立即接受 DNA 是遗传物质这一正确观念，反而引起了许多学者的极大惊讶和怀疑。当时主要有两派代表性的否定意见。第一种认为，即使活性转化因子就是 DNA，也可能只是通过对荚膜的形成有直接的化学效应而发生的作用，而非由于它是遗传信息的载体而起的作用；第二种否定意见则根本不承认 DNA 是遗传物质，认为无论纯化的 DNA 从数据上看是如何的纯净，仍然可能藏留着一丝有沾污性的蛋白质残余，说不定这才是有活性的转化因子。

科学界的质疑和否定不但没有能动摇 Avery 等继续探索真理的坚定信心，反而增强了他们的信念。特别是他们在 1949 年所进行的实验，给了第一种怀疑论者以致命一击。

他们从粗糙型（即 R 突变型）菌株中分离出一种新的更加粗糙、更加不规则的突变体 ER，并且发现从 R 细菌细胞中提取出来的 DNA 可以完成 ER 向 R 的转化。这样，就证实了在以往实验中作为受体的 R 菌株本身还带有一种转化因子。这种转化因子能把 R 菌株仍然还具有的一点点残余的合成荚膜的能力转授给那个荚膜缺陷更甚的 ER 菌株。不仅如此，Avery 等还发现，将从 S 菌（作为供体）提取的 DNA 加到 ER 菌（作为受体）中，也能实现 ER 向 R 的转化。如果把这种第一轮的 R 转化物抽取一些加以培养，然后再加进 S 供体的 DNA，便会出现 R 向 S 的转化。这些发现使得那些曾抱有"DNA 仅仅是在多糖荚膜合成中作为一种外源化学介质进行干扰而导致转化作用"理念的学者无言以对，只得认输。

在同一年内，Avery 等的其他实验研究工作还表明，肺炎球菌的 DNA 不但带有为荚膜形成所需要的信息，而且还带有对青霉素产生抗性的细胞结构形成所需要的信息。荚膜的形成和对青霉素的抗性似乎是由不同的 DNA 分子所控制。当这些实验结果在权威的学术期刊《PNAS》上发表之后，各种认为 DNA 的转化作用是生理性而非遗传性的奇谈怪论便消失无踪。

针对第二种否定意见，Avery 等于 1946 年用蛋白水解酶、核糖核酸酶和 DNA 酶分别处理肺炎球菌的细胞抽提物。结果显示，前 2 种酶根本不影响抽提物的生物学效能，然而只要接触 DNA 酶，抽提物的转化活性便立即被完全破坏。这一结果进一步证实了 DNA 作为遗传信息载体的功能。Avery 等继续对转化因子进行了化学提纯。到了 1949 年时，已经能够将附着在活性 DNA 上的蛋白质含量降低到 0.02%。

尽管如此，在 1949 年，上述实验结果仍然没能说服怀疑论者们相信 DNA 就是遗传变化的原因所在。甚至到了 1950 年，有人仍对 Avery 等的转化因子实验结论抱怀疑态度，认为"很可能就是 DNA 而非其他物质起转化活性作用，但还没有得到证实。在活性因子的纯化过程中，越来越多的附着在 DNA 上的蛋白质是被去掉了，但很难消除这样的可能性，即可能还有微量的蛋白质附着在 DNA 上，虽然无法通过所采用的各种检测方法将这些蛋白检测出来。因此，对 DNA 本身是否就是转化介质，尚不能肯定"。

随着对 DNA 化学本质的解析,特别是 1952 年 Alfred Hershey(1908—1997)和 Martha Chase (1927—2003)通过著名的"Hershey-Chase 实验"证实了噬菌体 DNA 可携带母体病毒的遗传信息传递到后代中之后,科学界才终于接受了 DNA 是遗传信息的载体这一理论。一位美国分子遗传学工作者曾写道:"这项理论到 1950 年后好像突然显现在天空中似的,到了 1952 年已被许多分子遗传学家奉为金科玉律"。

科学界对 Avery 等人的理论的怀疑,也影响到了诺贝尔奖评选委员会。当 Avery 等提出自己的重大科学理论之后,曾有学者数次提名 Avery 应获这种最高科学奖励。但鉴于科学界对其理论仍抱有怀疑,诺贝尔奖评选委员会认为推迟发奖更为合适。可是,当对其科学成就的争议归于平息,诺贝尔奖评选委员会准备授奖之时,78 岁的 Avery 已经撒手人寰。诺贝尔奖评选委员会只好惺惺惜惺惺地承认:"Avery 于 1944 年关于 DNA 携带遗传信息的发现代表了遗传学领域中一个最重要的成就,他没能得到诺贝尔奖是非常令人遗憾的"。

Avery 等人的科学发现为什么迟迟得不到科学界的承认呢?这当然不是由于他们的学术地位低下所致,因为 Avery 那时已经是细菌学界的一名元老级人物,他是美国科学院院士、英国皇家学会外籍院士,1941 年曾当选为美国细菌学会的主席,后来又先后担任过美国免疫学家协会主席、美国病理学家和细菌学家协会主席;也不是由于出版机构的压制,因为 Avery 等人的论文于 1944 年及时发表于著名的 *Journal of Experimental Medicine* 杂志上;也不是由于他们的研究超越了时代或离开了研究的主流趋势,因为当时有许多学者都在研究 Griffith 所发现的现象。显然,Avery 的"蒙难"主要由于认识论方面的某些原因。

首先,传统观念的束缚。毋庸置疑,人们早就怀疑过 DNA 在遗传过程中是否有一定的功能,特别是自从 Robert Feulgen(1884—1955)于 1924 年便证实 DNA 是染色体的一种重要组分之后。但是,由于科学研究发展的特定历史进程,人们更热衷于蛋白质的研究,对蛋白质的重要性和分子结构的认识相对比较深入和更为充分,而针对 DNA 分子的研究投入则远远不够,因而人们也就很难设想 DNA 是遗传信息的载体。在相当长的一段时间内,DNA 不像蛋白质那样引人注目。这除了 DNA 不像蛋白质(特别是酶)那样到处存在,且到处都有活跃作用之外,重要的一点还在于 DNA 的结构似乎没有蛋白质那样变化多端,具有丰富的多样性。因为同一生物体中的异源蛋白质之间,或不同生物体中的同源蛋白质之间,在结构的特异性上存在着极大的差异。直到 20 世纪 30 年代后期,科学界还普遍坚持核酸化学权威 Phoebus Levene(1869—1940)在 1910 年提出的"DNA 结构的四核苷酸假说(tetranucleotide hypothesis)",认为 DNA 只不过是一种含有腺苷酸、鸟苷酸、胸腺苷酸和胞苷酸 4 种残基各一个的四核苷酸而已。到了 20 世纪 40 年代早期,尽管人类已经认识到 DNA 的相对分子质量实际上要比四核苷酸理论所要求的大得多,但仍然普遍地相信四核苷乃是较大的 DNA 聚合体的基本重复单元,其中 4 个嘌呤和嘧啶碱基都依次按规定的顺序而被重复排列罢了。DNA 被看成是一种如同淀粉等聚合物一样的单调、均匀的大分子。在这种情形下,对于 DNA 在各种染色体中的普遍存在,人们一般都纯粹是从生理和结构上予以解释,而把基因的信息作用往往归因于染色体里的蛋白质。因此,当 Avery 等将其研究结果公布于世时,许多科学家便不免投以怀疑的目光。事实上,Avery 等人自己也没有完全摆脱传统观念的束缚。在论文中,他们只愿意说 DNA 或许是"转化因子的基本单位"。显然,他们不愿意将其发现推广为一般结论,并且特别指出,"当然,被描述物质的生物学活性可能并非核酸的内在特性,而是由于吸收在核酸中的少量其他物质,或是与核酸紧密结合着以至无法检测到的物质"。Avery 及其合作者的这种措词,被有的科学史家称为是"几乎神经过敏地回避了 DNA 是基因、基因只不过是 DNA"这个重要主张。因此,Avery 等在提出他们的理论时,是极其谨慎的。诚如论文中写道:"如果这项关于转化因子本性的研究结果获得证实的话,那么核酸就必然被认为具有生物学的特异性,它们的化学基础尚有待于确定"。

第二,错误地总结经验所造成的因噎废食。就在 Avery 等做出上述结论的 20 年之间,著名生物学家、1915 年诺贝尔化学奖获得者 Richard Willstatter(1872—1942)在实验研究中,由于采用的酶溶液太过稀释之故,以至用通常的化学检测法显示不出其蛋白质含量,但仍存在催化活性,于是便做出了酶不是蛋白质的错误结论,宣称已经制成了不含蛋白质的酶的制备物。由于这种结论出自权威之口,人们信以为真,结果使得对酶分子的科学研究推迟长达 10 年之久。当时,科学界对这种前车之鉴仍心存余悸。因此,当 Avery 等公布其研究结论之后,害怕再次"误入歧途"的科学界便不敢茫然唯这位权威而是从,迟迟不予认可。播种这一悲剧苦果的显然是已故的大权威 Willstatter,但蒙受苦果之害的却是在世的权威 Avery。

Avery 等人及其科学发现的不幸遭遇,向科学界提出了许多发人深思的问题。首先,作为一名科学工作者,人们应当努力克服思想上的保守性和片面性,做到不为流行观念所束缚,努力去揭示未曾为大多数人所涉猎的新领域,做到正确总结经验教训,而不能因噎废食。其次,科研管理工作者们不仅应对那些成果在短期内就得到证实的发现者给予快速奖励,而且也应该对那些其成果需要很长时间才能得到证实的卓越发现者(特别是其中的高龄科学家)给予及时的认可。试想,如果诺贝尔奖金评选委员会当初不是坚持"最好等到 DNA 的转化机制更多地被人们所了解的时候再说"这种优柔寡断态度,怎么可能导致 Avery 的悲剧结局而追悔莫及呢?!

参 考 文 献

[1] 高翼之. 奥斯瓦德·西奥多·艾弗里. 遗传,2006,28(2):iii-iv.

[2] Cobb M. A speculative history of DNA:What if Oswald Avery had died in 1934? PLoS Biol,2016,14(12): e2001197.

[3] Reichard P. Osvald T. Avery and the Nobel Prize in medicine. J Biol Chem,2002,277(16):13355-13362.

(张咸宁)

第四章

漫想薰风的徐道觉

当明确了染色体就是基因的载体之后,遗传学家们最感兴趣的问题之一就是人类染色体组到底有多少条染色体。但是,由于当时的染色体制备技术的限制,在光学显微镜下许多染色体重叠在一起难以分辨,故各国学者所报告的人类染色体数目各不相同。

1921年,曾任得克萨斯大学校长的美国遗传学权威 Theophilus Painter(1889—1969)提出人体的染色体数目为2n=48。此后,这条定论一直充斥于各种生物医学教科书和百科全书。直到1956年,美籍华裔学者蒋有兴(Joe Hin Tjio,1919—2001)和 Albert Levan(1905—1998)才首先正确鉴定了人类染色体的数目为2n=46条而非48条(蒋有兴因此荣获了美国肯尼迪国际奖)。但是,首先观察到46条染色体数目的却是美籍华裔科学家、浙江大学的杰出校友徐道觉先生(Tao-Chiuh Hsu,1917—2003)。

20世纪50年代初,徐道觉在美国得克萨斯大学取得博士学位以后,鉴于当时的处境,只得抛弃自己拿手的果蝇遗传学研究,经推荐到著名组织培养学家 Charles Marc Pomerat(1905—1964)的实验室从事研究培养中的人和哺乳类细胞的核现象。徐道觉先用了半年的时间学习如何建立培养物,拍摄相差显微镜照片、缩时显微电影术(time-lapse microcinematography)等技术。当他试图观察细胞的染色体时,却发现它们拥挤成堆,如同在组织切片中一样,什么也分不清,看来是没有指望"突破"这一难关的。尽管他很喜欢这个实验室的氛围,却又怀念起过去研究的果蝇,甚至想再回去搞果蝇遗传学。

徐道觉曾师从我国著名的遗传学鼻祖之一谈家桢先生(1909—2008),被赞赏为最有出息的学生。昔日与徐道觉于1942年一起在广西柳州沙塘国立广西大学农学院共事的遗传学大师李景均先生(Ching Chun Li,1912—2003)曾饶有兴趣地回忆徐道觉:"他的上衣和长裤各有4个口袋,8个口袋里都塞满了装有各式各样的昆虫及其食物的小瓶子,我称他是一间移动的实验室(a walking laboratory)。那时我就断言:他必成大器!"因此,事业的停顿让徐道觉深感迷茫和沮丧,度日如年的悲观情绪萦绕在心头,挥之不去。但就在此时,"奇迹"却发生了。一天晚上,徐道觉照常到实验室做研究。在一些治疗性流产胚胎组织(皮肤和脾)的培养标本中,他按照常规操作步骤用盐溶液冲洗细胞时,竟然在显微镜下看到了分散铺展很好的美丽的染色体!他简直不敢相信自己的眼睛,到实验室外绕着大楼走了一圈,又到咖啡馆里喝了一杯咖啡,清醒头脑之后再回到实验台前,检测了更多的染色体制片,仍然观察到了相同的现象。没有1个分裂相(phase)有纺锤体定向,没有1个分裂细胞显示细胞分裂中期的边界,均非典型的中期。他试图研究另一些标本并获取更多的培养物,以便重复"奇迹",却再也未得到分散得那样好的标本。他揣测一定是在人脾培养物中出现了什么"差错"，花了大约 3 个月时间力图从各个因素的实验中找出其"奥秘"——包括培养基的成分、培养条件、培养温度、秋水仙碱、固定液和染色液等。直到 1952 年 4 月，当他改变平衡盐溶液的张力时才获得成功。当他把蒸馏水和平衡盐溶液相混合以减低张力时，"奇迹"又重新出现了。他立即想到，手头这个强有力的工具也许同样可适用于其他细胞材料或物种细胞。果不其然，这一手段对所有生物体和所有培养物一概都是适用的。可以肯定，在 3 个月之前出现的神奇现象，一定是实验室中的某一位技术员在配制平衡盐溶液时心不在焉，读错了称量天平的刻度标尺，以致配为低渗液的缘故，而这次意外的"错误"使得徐道觉成功地将低渗技术应用到人体染色体的研究中。低渗处理的原理在于可使红细胞胀破，白细胞胀大，造成染色体空间的变大，易伸展而不再重叠，得以清晰地在显微镜下进行观察。遗憾的是，迄今仍不知道这位"女英雄"的姓名。正是这位女士的粗心大意，对细胞遗传学的发展做出了意外的"贡献"。由此，徐道觉确认了正确的人类染色体数目：2n=46。

利用低渗液处理染色体标本（hypotonic solution pre-treatment method）是人类细胞遗传学和脊椎动物细胞遗传学得以发展的一个重要转折，是染色体研究中不可缺少的一个环节。但由于受到大权威 Painter 等阐述的人类染色体组为 2*n*=48 条结论的影响，徐道觉未能确认自己所观察到的 46 条染色体的事实（他确认了，可是并没有发布！），也许是面对众多的权威不敢于发布，也许是认为条件未成熟不肯轻易发布，也许……总之，他终于没有发表这一划时代的原创性研究成果。他没有发表，对整个科学界来说，无疑是一个不小的损失；而对他个人来说，实在是一个莫大的遗憾。一位科学家曾如此形容徐道觉先生昔日的科学发现："这好比一位足球明星，在世界杯决赛中从后场盘球，狂奔几十米，连晃数人，但到对方禁区内却犹豫不决，没有拔脚怒射，错过了得分良机，全场一片叹息！"

1955 年，华裔学者蒋有兴与瑞典学者 Levan 通过实验确认了人体的 46 条染色体，并毫不犹豫地、勇敢地向 Painter 等的"定论"发起了挑战，于第 2 年公布了这一发现。论文很快便获得了众口一词的称赞。至此，关于人类染色体数目的探索大功告成。于是，人体染色体 2n=46 的发现权便属于这位敢于向权威挑战的华裔科学家——蒋有兴，而不属于在他之前的发现者——徐道觉。

1957 年，蒋有兴来到丹麦首都哥本哈根做了一场关于人类染色体的学术报告。在听众中有一位法国儿科医生 Jerome Lejeune（1926—1994）。此前，Lejeune 曾接触过许多罹患先天愚型（Down综合征）患儿的病例，他听了报告后立即联想到，Down 综合征会不会是染色体异常所导致的？回国之后，他马上投入了对 Down 综合征患儿染色体的观察研究。1959 年，Lejeune 发现先天愚型患儿的体细胞比正常个体多了一条额外的第 21 号染色体。这是人类发现的第一种染色体异常导致的疾病。

长期以来，人类的许多遗传病和先天性的畸形、综合征的病因一直困扰医学界。Lejeune 的发现，不仅为探明这些疾病的病因开辟了新的途径，而且开创了医学研究的一个新领域——医学细胞遗传学。1960 年，科学家发现慢性髓细胞性白血病（chronic myelocytic leukemia）患者标记染色体——Ph 染色体，并最终导致人类抗癌史上的一大突破——靶向灵敏药物格列卫（Gleevec，imatinib）的诞生。20 世纪 70 年代，多种染色体显带技术又相继涌现，大大提高了染色体分析的精确性。迄今，已正式命名的染色体异常综合征有 100 多种，已发现的各种染色体异常多达 5000 余种。现今，对染色体病的精准诊断，更是运用了先进的分子细胞遗传学技术，如 CMA、FISH 等。染色体病的筛查和诊断早已成为临床诊断、产前诊断和 PGD 的常规内容。徐道觉后来曾被推选担任第 13 届美国细胞生物学会主席(1973—1974),并被尊称为"哺乳动物细胞遗传学之父",享有很高的国际学术地位。

参 考 文 献

[1] 高翼之.纪念徐道觉先生.国外医学遗传学分册.2004,27(5):261-262.
[2] Pathak S.T.C.Hsu:In memory of a rare scientist. Cytogenet Genome Res,2004,105(1):1-3.

(张咸宁)

第五章
一箭双雕的 Watson 和 Crick

几乎很少有人不知道 James Watson（1928— ）和 Francis Crick（1916—2004）发现了 DNA 的双螺旋结构，以及他们因此而与 Maurice Wilkins（1916—2004）分享了 1962 年的诺贝尔医学奖。但是，究竟有多少人记得 Rosalind Franklin（1920—1958）在这一历史性的发现中所做出的决定性贡献？Franklin 率先拍摄到的 DNA 晶体照片，为双螺旋结构假说的建立起到了决定性的作用。但"科学玫瑰"没等到分享荣耀，在研究成果被承认之前就已经凋谢了。

Franklin 生于伦敦一个富有的犹太人家庭，15 岁便立志成为科学家，但父亲并不支持她。Franklin 早年毕业于剑桥大学，专业是物理化学。1945 年获得博士学位之后，她前往法国学习 X- 线衍射技术。Franklin 深受法国同行的喜爱，有人曾这样称赞她："从来没有见到法语讲得这么好的外国人。"1951 年，Franklin 回到英国，在剑桥大学国王学院获得了一个研究职位。

那时，人们已经确定 DNA 是遗传物质。但是，DNA 的结构以及 DNA 如何在生命活动中发挥作用的机制仍然是个巨大的"谜"，是生物学研究的热点之一。就在此时，踌躇满志的 Franklin 加入了研究 DNA 结构的行列。不幸的是，当时的环境相当不友善。Franklin 开始负责实验室的 DNA 项目时，有好几个月没有人帮助干活。同事 Wilkins 不喜欢她进入自己的研究领域，但在研究上却又离不开她，故把她看做搞技术的副手，Franklin 却认为自己与 Wilkins 地位同等，两人的私交恶劣到几乎相互不讲话。剑桥当时的学术环境，对女科学家的歧视处处存在，女性甚至不允许在教师休息室（senior common room）里用午餐。她们无形中被排除在科学家间的联系网络之外，而这种联系显然对了解新的科研动态，交换新理念，触发科研灵感极为重要。

Franklin 在法国学习的 X- 线衍射技术在 DNA 结构的研究中派上了用场。X- 线是波长非常短的电磁波。医生通常用 X- 线透视人体，而物理学家用 X- 线分析晶体的结构。当 X- 线穿过晶体之后，可形成一种特定的明暗交替的衍射图形。不同的晶体可产生不同的衍射图样，仔细分析图形就可了解组成晶体的原子的排列信息。Franklin 精于此道，成功地拍摄到了 DNA 晶体的 X- 线衍射照片。

此时，Watson 和 Crick 恰好在剑桥大学闻名的 Cavendish 实验室进行 DNA 结构的研究工作。Watson 在美国本来是在微生物学家指导下从事噬菌体遗传学研究的，希望通过噬菌体来弄清基因如何调控生物体的遗传。但导师是个宽宏大量的人，派他出国学习并没有生硬地规定课题，甚至他从一个国家的实验室跳到另一个国家的实验室也能得到导师的支持或谅解。踌躇满志的 Watson 在听了 Wilkins 的学术报告后，认定一旦搞清 DNA 的结构，就能了解基因如何发挥作用，便不等美国导师那边的批准，先斩后奏地从丹麦转移到伦敦学习 X- 线衍射技术。Crick 是个不拘小节又相当"狂妄"的聪明学者,不太受"老板"、1915 年诺贝尔物理学奖获得者 Sir William Lawrence Bragg (1890—1971)的欢迎,甚至一度有可能被炒鱿鱼。但是,当因为学术问题引起的误会消除后,Bragg 照样关心 Crick 的研究工作,就如那篇划时代的 DNA 双螺旋结构论文写成后,Bragg 毫不犹豫地认真修改并热情致信 Nature 杂志,大力推荐。这种现象在一个以学术为重的研究机构应该再正常不过了,因为人际关系从来就不应该对科研事业产生任何哪怕是轻微的干扰。

Watson 擅自选择,后来和 Crick 一起做出划时代贡献的所在研究机构——英国剑桥大学 Cavendish 物理学实验室创建于 1874 年,麦克斯韦尔、卢瑟福、玻尔等一批物理学大师都曾在此工作过。该实验室先后造就了近 30 位诺贝尔奖获得者。早在 20 世纪初,物理学家汤姆森领导这个实验室时,就形成了一个"TeaBreak"习惯,大家每天上午和下午都有一个聚在一起喝茶的时间,有时是海阔天空的瞎侃,有时是为某个具体实验设计的争论,不分长幼,不论地位,彼此可以毫无顾忌地展开辩论和发表意见。历史证明,这种科研文化只会有利于学术进步,因而早已被国内外许多大学和研究机构仿效,就连国际学术会议的日程安排中,这个"茶歇"环节也是必不可少。在 Cavendish 实验室里,Watson 遇到了物理学家 Crick,又有机会向 Wilkins、Franklin 等 X- 线衍射专家学习,还有包括与著名蛋白质结构专家 Linus Pauling(1901—1994)的儿子 Peter 在内的一批学者经常交流各种信息和看法,又得到实验室主任 Bragg 等老一辈大师的指导和鼓励,这些都是 Watson 取得辉煌成就的重要因素。而直接导致 Watson 集中精力从事 DNA 结构研究的契机,则是他得到美国主管部门资助在意大利那不勒斯市参加相关的学术会议时,他所看到的 Wilkins 拍摄的 X- 线衍射图片。

创新者必须破除迷信,敢于向权威挑战。1953 年的 Watson 和 Crick 都是名不见经传的小人物,37 岁的 Crick 甚至连博士学位都没有拿到。受到前人的影响,他们也按照 3 股螺旋的思路进行了很长时间的工作。可是既构建不出合理的 DNA 模型,也遭到晶体学专家 Franklin 的强烈质疑,科研进展陷于僵局。而在发现正确的 DNA 双螺旋结构的前 2 个月,他们还看到蛋白质结构大师 Pauling 一篇即将发表的关于 DNA 结构的论文草稿,Pauling 错误地确定为 3 股螺旋。Watson 和 Crick 在认真考虑并向同事请教之后,断然否定了 Pauling 的结论,重拾信心。正是在否定权威的结论之后,俩人加快了研究工作,在不到 2 个月的时间里终于取得了后来震惊世界的成果。

两位年轻科学家没有迷信权威,而且敢于向专家挑战,这需要勇气,更需要严肃认真的实验工作和深厚的科学功底。但是,在科学界经常遇到的是年轻人对权威无原则的屈服。甚至 Watson 在开始知道 Pauling 提出 DNA 三螺旋模型的一霎那,他也曾万分后悔自己几个月前竟然放弃了按三螺旋思路进行的 DNA 三维结构构建。不过 Watson 和 Crick 并没有就此打住,而是为了赢得时间,加快了工作。因为他们相信这是智者千虑之一失,可能 Pauling 本人很快就会发现错误并迅速纠正以得出正确的结论。Wilkins 在 Franklin 不知情的情况下给 Watson 和 Crick 看了她所拍摄的漂亮的 X- 衍射照片。根据照片,整日焦虑于发现 DNA 结构的 Watson 和 Crick 立即领悟到了现在已成为众所周知的事实——两条以磷酸为骨架的单链相互缠绕,形成 DNA 双螺旋结构,而氢键则把 2 条单链连接在一起。1953 年 4 月 25 日出版的英国 Nature 杂志发表了 Watson 和 Crick 的这一划时代发现。双螺旋结构显示出 DNA 分子在细胞分裂时能够自我复制,完善地阐释了生命体要繁衍后代,物种要保持稳定,遗传物质在细胞内必须具备的遗传属性和复制能力的机制。这是生物学研究的一座里程碑,分子生物学时代的开端,怎样评价其重要性都不过分。

其实,在 1953 年 2 月底,33 岁的 Franklin 已经在日记中写道,DNA 具有两条链的结构。那时她已经确认这种生物大分子可能具有 2 种形式,链外侧有磷酸根基团。1953 年 3 月 17 日,当 Franklin 将研究结果整理成文打算发表时,发现 Watson 和 Crick 破解 DNA 结构的消息已经出现在各种新闻简报中。4 月 2 日，Watson 和 Crick 的论文投稿 *Nature* 杂志，4 月 25 日即被发表；接着，他们又在 5 月 30 日的 *Nature* 杂志上又发表了"DNA 的遗传学意义"一文，更加详细地阐述了 DNA 双螺旋模型在功能上的意义。1953 年初，当 Watson 和 Crick 构建出 DNA 分子双螺旋结构模型时，Franklin 对这一进展并不知情。她更不知道的是，Watson 和 Crick 正因为"偷"看了自己倾注心血所拍摄的验证 DNA 双螺旋结构的 X-线晶体衍射照片，才获得了重要的启示。

　　Franklin 的贡献是毋庸置疑的！她分辨出了 DNA 的 2 种构型，并成功地拍摄到了清晰的 X-线衍射照片。Watson 和 Crick 未经 Franklin 的许可使用了这张照片，但她并不在意，反而为他们的发现感到高兴，还在 *Nature* 杂志上发表了一篇证实 DNA 双螺旋结构的论文。

　　Watson 在 1968 年出版的自传《双螺旋》一书中坦承，"Franklin 没有直接给我们她的数据"。而 Crick 在许多年之后也承认，"Franklin 距离真理只有一步之遥"。目前，科技界对 Franklin 的工作给予了很高的评价，对 Wilkins 是否有资格分享发现 DNA 双螺旋结构的殊荣存在不小的争议。

　　1962 年，当 Watson、Crick 和 Wilkins 共同分享诺贝尔奖的愉悦时，美丽的 Franklin 早已因为长期接触放射性物质而罹患乳腺癌，38 岁（1958 年）时便英年仙逝。

　　故事的结局颇有些伤感。按照惯例，诺贝尔奖不授予已经去世的学者。此外，同一奖项至多只能由 3 位学者分享。假如 Franklin 活着，她会得奖吗？性别差异是否会成为公平竞争的障碍？后人为了这个永远没有答案的问题进行过许多猜测与争论。人们究竟应该从历史中吸取什么教训呢？

　　剑桥大学 Cavendish 实验室一直坚持这样的规定：每天下午 6 点整，老资格的研究人员来到实验室，宣布时间已到，要求每个人停止工作。如果谁不遵守，他们便引用大师 Ernest Rutherford（1871—1937）的话加以劝导。Rutherford 曾强调："谁未能完成 6 点前必须完成的工作，也就没有必要拖延下去，倒是希望各位马上回家，好好想想今天做的研究，好好思考明天要做的工作。"一天深夜，Rutherford 披着外衣，照例又来到实验室检查，惊奇地发现竟然有人还在做实验。由于低头，又十分专心，那学生没有发现 Rutherford 站在他的身后。Rutherford 轻声地问道："你上午干什么？"学生回头一看，是 Rutherford，马上站起来，小心地回答："做实验。"Rutherford 又问："那么下午呢？"学生回答："做实验。"Rutherford 提高了声调，再问："晚上呢？"学生以为老师在表扬他，得意地回答："还是做实验！"Rutherford 极为严肃地问道："你整天做实验，还有时间去认真思考吗？！"学生方才醒悟，羞愧地低下了头。临别，Rutherford 再一次亲切地叮嘱他："别忘了思考！"从此，Cavendish 实验室牢记住了大师的忠告："别忘了思考！"

参 考 文 献

［1］罗洪,罗静初. 一颗被埋没的珍珠——纪念罗莎琳·富兰克林. 遗传,2003,25(3):247-248.

［2］任本命. 解开生命之谜的罗塞达石碑——纪念沃森、克里克发现 DNA 双螺旋结构 50 周年. 遗传,2003, 25(3):245-246.

［3］沃森著,刘望夷等译. 双螺旋——发现 DNA 结构的故事. 北京:科学出版社,1984.

［4］Maddox B. Rosalind Franklin:the dark lady of DNA. London:Harper Collins,2003.

（张咸宁）

第六章

粲然可观的 McKusick

凡是学过"医学遗传学"课程的人，没有不知道 OMIM 数据库的。OMIM 即"Online Mendelian Inheritance in Man: An Online Catalog of Human Genes and Genetic Disorders"的简称，意即"在线《人类孟德尔遗传》——人类基因和遗传病编目"。众所周知，由美国 Johns Hopkins 大学医学院 Victor Almon McKusick 教授（1921—2008）主编的《人类孟德尔遗传》（Mendelian Inheritance in Man: Catologs of Human Genes and GeneticDisorders，MIM）一书，从 1966 年第 1 版开始，一直就是医学遗传学最权威、最常用的百科全书，被誉为医学遗传学界的"《Bible》"。OMIM 包括所有已知的遗传病、遗传决定的性状及其基因，除了简略描述各种疾病的临床特征、诊断、鉴别诊断、治疗与预防外，还提供已知有关致病基因的连锁关系、染色体定位、基因的组成结构和功能、表型 - 基因型相关性（phenotype-genotype relation）、表型的系列信息（phenotype series）、国际疾病分类号（ICD+）、动物模型等资料，并附有经过缜密筛选的相关参考文献。OMIM 制定的各种遗传病、性状、基因的编号，简称 OMIM 编号，共 6 位数字，为全世界所公认。有关疾病的报道（如即使是发表在 *New England Journal of Medicine* 上的论文），必须冠以 OMIM 编号，以明确所讨论的是哪一种遗传病。因此，OMIM 是研究疾病与基因相关性的重要依据，为每一位医务工作者所必须掌握的核心资源。曾荣获拉斯克奖的 McKusick 教授因而被公认为"医学遗传学之父"。

McKusick 1921 年 10 月 21 日出生于美国缅因州的 Parkman 镇，有个名唤 Vincent 的同卵双生子弟弟，成长于家族的奶牛场。McKusick 的从医之路非常偶然。他在 15 岁时，左臂腋窝发生脓肿，进而发展为右臂肘表皮大面积溃烂。而缅因州的医疗条件一般，没有良好的细菌培养设施，一直没有找到感染的病原体，不得不将 McKusick 转院至哈佛大学医学院附属马萨诸塞州总医院进行了长达 10 周的住院治疗。该院最终确诊为链球菌感染，并使用了 1 年前才引入美国的最新磺胺类抗菌药 Prontosil 对 McKusick 进行治疗，方得痊愈。McKusick 左臂腋窝和右肘的疤痕反反复复持续了 8 个多月，促使他立志做一名救死扶伤的名医，这或许也无形中成为他日后创立"精准基因诊断"的前身——MIM 的初衷吧！

1940 年 9 月—1943 年 1 月，McKusick 作为一名医学院 3 年预科生就读于 Tufts 大学。由于第二次世界大战的爆发，造成 Johns Hopkins 大学医学院的生源出现严重短缺，故该校决定于 1943 年 3 月起从其他大学补招一些学生进入医学院学习。McKusick 于 1942 年秋获知此消息后，毫不犹豫地递交了转学申请。因为早在 1939 年，McKusick 就从 *Time* 杂志上读到介绍 Johns Hopkins 大学医学院的文章，被这所知名的大学医学院深深吸引。由此，Johns Hopkins 大学医学院成为 McKusick 一生的奋斗之地。有趣的是，他虽然终身没有学士学位（仅相当于我国的大专毕业生），却获得了医学博士学位(M.D.),并在日后被全世界 21 所大学授予了荣誉博士学位,成为名至实归的学术权威。

1946 年博士毕业之后,McKusick 进入著名的 Osler 内科门诊部实习一年。他原打算毕业后回到家乡缅因州做一名普通的全科医生。但在实习过程中,严格的住院医师培训制度使得他眼界大开,随后改变了想法。其中,在临床上遇到的 1 例 Peutz-Jeghers 综合征病例对他的影响最为重大,使他立志从此以遗传医学作为自己的主攻学科。Peutz-Jeghers 综合征旧称息肉 - 斑点综合征(polyps-and-spots syndrome),可发生于任何年龄,多见于儿童和青少年,男女发病率大致相同,具有 3 大特征:①黏膜、皮肤特定部位色素斑;②胃肠道多发性息肉;③种系遗传。McKusick 仔细查阅了文献后得知,1896 年,Jonathan Hutchinson 首先报道了 1 对孪生女孩的下唇有黑色素斑点。1919 年,Hutchinson 的同事 Parkes Weber 报道了两姐妹中的一位在 20 岁时死于肠梗阻。1921 年,Peutz 报道了一家系三代个体中有 7 例罹患小肠息肉病,口唇和颊黏膜有黑色素斑点,并描述了本病的家族遗传性。而 McKusick 在 3 年的临床中遇到了 5 例症状相似的患者,其中 3 例患者来自于同一个家系,呈常染色体显性遗传方式。McKusick 听说波士顿的 Harold Jeghers 医生手上也有 5 例患者的临床资料,遂主动联系了 Jeghers 医生。于是,Jeghers 和 McKusick 等将这些病例分析发表于 1949 年第 241 卷第 25 期的《The New England Journal of Medicine》上,并特地强调了本病的家族遗传性及皮肤、黏膜色素斑的特点,引起了医学界的广泛关注。虽然后人将此病命名为 "Peutz-Jeghers syndrome",但 McKusick 的贡献显而易见。McKusick 还仔细思考了 Peutz-Jeghers 综合征的发病原因。肠息肉引起的肠梗阻和色素斑点沉着在患者下唇上,似乎完全是 2 种风马牛不相及的表型。McKusick 一开始认为,单独的症状应该对应相应的基因突变,因而本病的临床表现应该是多个基因突变协同作用的结果。然而,他的导师 Bentley Glass 则敏锐地提出,本病的这种临床特征应该属于基因的多效性现象(pleiotropism。意即一个基因对多种遗传性状产生影响的现象),多种表型乃单一基因突变所导致。以后的大量研究证实,导师技高一筹,推断完全正确。因此,McKusick 一直将 Bentley Glass 尊敬为自己的医学遗传学启蒙老师。

1948—1950 年,McKusick 成为巴尔的摩海军医院心血管科的执行主任,同时完成了 2 年的兵役。1950 年起,McKusick 先后担任 Osler 内科门诊部高级住院医师和主任医师。1973—1985 年,他担任了 Johns Hopkins 医院的内科主任医师。1954 年,McKusick 成为 Johns Hopkins 大学医学院的助理教授,2 年后便晋升为副教授,1960 年开始担任终身教授,直到 2008 年辞世。

当时的医学遗传学研究手段十分滞后,可用的遗传学分析工具非常有限。已知的人类染色体标记(marker)位点极少,甚至观察人类一条单独的染色体都颇为困难。即使明确了某种疾病具有遗传性,却也无从研究其发生的分子机制。1957 年 7 月 1 日,时任 Johns Hopkins 大学医学院医学系系主任的 McGehee Harvey 独树一帜地决定成立 "医学遗传学科",任命当时已成为闻名的心脏病专家的 McKusick 为科主任。而 McKusick 深知医学遗传学在医学科学中的重要意义,一开始就将 "医学遗传学科" 的使命定为三大块:"教学、科研以及对患者的临床服务"。

1950 年,刚刚成为 Johns Hopkins 大学医学院正式员工,McKusick 便申请到 2 项同时段的科研项目。其中一项便是探讨 Marfan 综合征(Marfan syndrome)等结缔组织遗传病的致病机制。Marfan 综合征又称蜘蛛脚样指(趾)(arachnodactyly),为一种比较常见的常染色体显性遗传病,主要累及器官为骨骼、心血管系统和眼。患者的临床特征是身材瘦高、肢长。躯体上半部(头顶到耻骨联合)与下半部(耻骨联合到脚底)的比例降低;两臂伸长的长度大于身高,四肢细长,手指如蜘蛛样指;颅骨长而细,硬腭弓高,常见漏斗胸;常伴有韧带松弛及脊柱侧凸。眼部典型损害为晶状体脱位,也可出现高度近视眼、视网膜剥离等。本病患者 60% ~ 80% 有心血管疾病,最常见是二尖瓣功能障碍。心血管畸形常导致患者过早死亡,死于心血管病有关联的可怕并发症:破裂性主动脉瘤、主动脉窦破裂和二尖瓣腱索的破裂。与昔日中国女排的功勋主攻手郎平同时代的美国女排明星 Flo Hyman(1955—1986)、俄罗斯花样滑冰奥运会冠军 Sergei Grinkov(1967—1995)、我国著名男排运动员朱刚(1971—2001)等均因医生漏诊了本病而最后倒在自己心爱的赛场上。因为有了之前研究 Peutz-Jeghers 综合征所积累的科研经验,McKusick 自然将 Marfan 综合征的骨骼、心血管系统和眼异常"三联征"归因于单个致病基因的"多效性"。McKusick 将自己的研究发现迅速用于 Marfan 综合征的临床诊断和治疗,使得许多患者生存到正常年龄。由此,他确立了一种新的疾病分类学——结缔组织遗传病,并于 1956 年出版了自己的第一本专著《遗传性结缔组织疾病》。McKusick 的成功为 Marfan 综合征的深入研究奠定了基础。1991 年,本病的致病基因 FBN1 终于被鉴定和克隆,为其精准诊断和精准治疗提供了极大的便利。

　　尽管 McKusick 在研究 Marfan 综合征等结缔组织遗传病方面取得了很大的成功,然而当他真正确立以医学遗传学作为自己的主攻科研方向时,却遭到许多同事的异议和反对。他们认为,McKusick 脱离自己已有很高学术声誉的心血管病领域而转向"罕见的""微不足道的"遗传病研究,无疑于学术自杀。但是,McKusick 坚持认为,自己并没有完全脱离心脏病的研究,只不过从1957 年起将减少对临床心脏病学的关注,而要将更多的精力投入到遗传医学方面。历史已经证明,McKusick 的选择非常正确。正是当初的决定使得他成为一门全新的临床医学领域——医学遗传学的先驱和奠基人,在医学发展史上占据了重要一席。Johns Hopkins 大学医学院的遗传医学学科也就此一直称霸全球第一。

　　1960 年前后,受现代遗传学奠基人 Thomas Hunt Morgan(1866—1945)关于果蝇基因在染色体上呈线性排列和果蝇基因图的启发,McKusick 采纳了著名儿科医师 Charles Scriver(1930—)的观点,认为人类基因图是人类微观解剖的一部分,从而为临床遗传学提供了一种全新的 Vesalius 解剖学基础,故研究基因与遗传病的关系,必须制作人类基因图谱。1968 年,McKusick 领导的研究小组将人 Duffy 血型基因定位于第 1 号染色体上,成为人类第一个被定位的常染色体基因。因此,当 1988 年人类基因组组织(Human Genome Organization,HUGO)成立时,他被一致推选为第一任主席。

　　随着越来越多的遗传病被描述和报道,以及部分疾病的致病基因被定位,McKusick 深感必须对这些信息进行归纳和总结,以节省临床医生和科研人员的精力和时间,便于快速检索和查阅。鉴此,从 1960 年开始,McKusick 便呕心沥血开始着手进行相关信息的收集工作。到了 1966 年,《MIM》一书终于顺利出版。第 1 版《MIM》共收录了当时所有已知或怀疑与人类临床症状(包括出生缺陷和遗传病)相关的 1800 多个基因,引起了国际医学界的广泛瞩目,受到热烈欢迎。此后,每隔 2~3 年,McKusick 便会推出新版的《MIM》。1976 年,西班牙语版和俄语版《MIM》相继面世,而总页数厚达 3818 页的中文版《MIM》也最终于 1997 年推出(由已故的我国医学遗传学奠基人之一、北京协和医学院罗会元教授领衔主译)。

　　McKusick 从 1973~1985 年担任着长达 12 年的 Johns Hopkins 大学医学院医学系主任一职,管理工作、教学工作和科研工作带给他的紧张压力可想而知。但难能可贵的是,这位勤奋可敬的伟大学者从来都没有停止过对《MIM》的更新,而他利用的都是夜晚或周末的休息时间! 现今,每一个人的文字工作几乎都难以离开 Word 文档处理软件,而 Office 软件是自 20 世纪 90 年代起才逐渐被全世界采用的。但是,大师 McKusick 从 1964 年开始,便已经敏锐地使用电脑储存《MIM》的相关书稿资料了!

　　《MIM》早已被 OMIM 替代。而 OMIM 的诞生,恰恰是现代遗传医学迅猛发展,数字化技术深入渗透到各个学科知识体系的真实写照。因为《MIM》自 1966 年初版以来，研究发现的致病基因日渐增多，并带动产生了"疾病基因组学""分子医学"等重要的医学分支学科，《MIM》的内容因而急剧扩增，至 1998 年已出版至第 12 版。然而，纸质印刷版本的《MIM》尽管一厚再厚，但随着科学研究逐步进入数字化年代的当今，早已很难跟上医学遗传学学科飞速前进的步伐，大有"力不从心"之感。因此，McKusick 于 1987 年当机立断，为适应科学和社会发展的潮流，体现《MIM》的权威性、严谨性、及时性、全面性和实用性，推出了联机版本形式的"在线人类孟德尔遗传（OMIM）"，并且免费供全世界的学者和大众随意浏览、下载。

　　McKusick 教授作为一名临床医师，在医学遗传学领域的贡献无可比拟。OMIM 也已成为生物医学研究领域最权威、最有价值的参考书和数据库之一。遗憾的是，头号世界强国美国的经济发展近年来出现了不小的衰退，严重制约了其自然科学研究的领头人作用，不少优秀的实验室不得不关门。原本一直维持着 OMIM 上线的美国国家医学图书馆（National Library of Medicine, NLM）早已不得不在其网络服务器上终止和删除了 OMIM 的内容，交由 Johns Hopkins 大学医学院自身进行维护。今天，若您打开 OMIM 的检索主页（www.omim.org），首先便会看到跳入眼帘的一行呼吁："Make a donation!"。不知九泉之下的 McKusick 大师知道了这种现状，内心该做何感想？

参 考 文 献

［1］郭晓强. 医学遗传学之父——维克多·奥蒙·麦库斯克. 自然杂志, 2009, 32（2）: 120-124.

［2］罗会元. 纪念"医学遗传学之父"Victor A. McKusick 教授. 中华医学遗传学杂志, 2008, 25（3）: 扉页 3-4.

［3］张咸宁, 苏婧, 左伋. OMIM 在《医学遗传学》教学科研中的应用. 国外医学遗传学分册, 2000, 23（6）: 330-332.

［4］McKusick VA. A 60-year tale of spots, maps, and genes. Annu Rev Genomics Hum Genet, 2006, 7: 1-27.

（张咸宁）

第七章
别具匠心的简悦威

  在美国科学界,优秀的华裔自然科学家比比皆是。但截至 1996 年,当时的美国生命科学界仅有一位华裔美国科学院院士,他就是分子诊断的创始人简悦威教授(Yuet Wai Kan)。

  简悦威生于香港,1958 年获得香港大学医学院理学学士学位,1980 年获得该校理学博士学位,之后在香港玛丽女王医院进行住院医师培训。1976 年被聘为大名鼎鼎的非营利性基金会美国霍华德·休斯医学研究所(Howard Hughes Medical Institute,HHMI)研究员。1983 年至今,简悦威任美国旧金山加州大学(UCSF)讲座教授,1990 年起还兼任香港大学分子生物学研究所所长。简悦威先后当选为英国皇家学会院士(1981)、美国国家科学院院士(1986)、第三世界科学院院士(1988)、台湾"中央研究院"院士(1988)、中国科学院外籍院士(1996)。他曾任 1990 年度的美国血液学学会(American Society of Hematology,ASH)主席。

  众所周知,血红蛋白是红细胞中具有重要生理功能的组织特异性蛋白,血红蛋白分子的异常所导致的疾病统称为血红蛋白病(hemoglobinopathy)。每年,世界上约有 40 万例血红蛋白病患者出生,可以说是发病率和死亡率最高的单基因病。血红蛋白病一般可分为血红蛋白变异体和地中海贫血两大类。最常见的血红蛋白变异体为镰状细胞贫血(sickle cell anemia),是一种常见于非洲和地中海地区的常染色体隐性遗传病,在东非某些地区的杂合子基因频率甚至高达 40%。镰状细胞贫血的分子机制早已明确,即组成血红蛋白的 β - 珠蛋白基因的第 6 位密码子发生了单碱基置换突变,使得 β- 多肽链该位置的谷氨酸突变为缬氨酸,患者的正常椭圆形红细胞因而变形为异常的镰刀状、月牙状。镰变细胞引起血黏性增加,易使毛细血管栓塞,造成散发性的组织局部缺氧,甚至坏死,产生肌肉骨骼痛、腹痛等痛性危象。同时,镰状细胞在通过狭窄的毛细血管时,不易变形通过,挤压时易破裂,从而造成溶血性贫血。地中海贫血的特征则是 α- 或 β - 珠蛋白肽链合成量的降低,导致血红蛋白四聚体的不平衡,在临床上表现为溶血性贫血。α- 地中海贫血主要见于热带和亚热带地区,全球携带者约有 2.76 亿。β- 地中海贫血则高发于地中海沿岸国家,如意大利、希腊、马耳他、塞浦路斯等,以及中东、印度、巴基斯坦、东南亚等,携带者 8000 万 ~ 9000 万。地中海贫血在我国主要见于长江以南,尤其是广东、广西、海南、贵州、四川等地。1974 年,简悦威等首先检测分析了 α- 地中海贫血患者的珠蛋白链杂交信息,以确定患者的 α- 基因缺失情况(*Nature*,1974,251:392-393)。1976 和 1978 年,简悦威等揭示了镰状细胞贫血的限制性内切酶片段长度多态性(RFLP)现象,并将此 DNA 多态性检测技术应用于本病的基因诊断与产前诊断(NEJM,1976,295:1165-1167;PNAS,1978,75:5631-5635)。这些原创性的研究工作促进了基因诊断学这一崭新临床学科的诞生,对疾病诊断学起到了革命性的影响,为千千万万的遗传病患者和家庭带来了福音。此后,遗传标记从第 1 代的 RFLP 发展到第 2 代的 STR(短串联重复序列),再到第 3 代的 SNP (单核苷酸多态性),再到第 4 代的全基因组序列,到直接检测基因;分子诊断分析的层次从 DNA 到 RNA 再到蛋白质;分子诊断分析的方法已发展多达数类,包括:① DNA 杂交;②基因限制酶酶谱分析;③ RFLP 连锁分析;④ RNA 杂交;⑤ PCR 体外扩增;⑥ qPCR;⑦ FISH;⑧ DNA 测序;⑨生物芯片技术;⑩蛋白质印迹等,使传统的基因诊断(DNA 诊断)概念发展到更全面的分子诊断(DNA 诊断、RNA 诊断和蛋白质诊断)的新概念,并产生了从源头上阻断疾病基因遗传的植入前遗传学诊断(PGD)技术。因此,作为分子诊断先驱的简悦威荣获了仅次于诺贝尔奖的拉斯卡奖(1991),并被授予了第一届邵逸夫生命科学和医学奖(2004)。

　　简悦威还是细胞特异性基因转移的创始人。他的实验室采用红细胞生成素多肽与反转录病毒载体外壳蛋白组成嵌合蛋白,从而首先实现了红细胞特异性基因转移,受到国际基因治疗领域的广泛关注。

参 考 文 献

[1] 郭晓强. 简悦威. 遗传,2008,30(3):255-256.

[2] Chang JC,Ye L,Kan YW.Correction of the sickle cell mutation in embryonic stem cells. Proc Natl Acad Sci U S A,2006,103(4):1036-1040.

(张咸宁)

第八章
肝胆过人的 Prusiner

　　疾病是一个发展的过程,疾病谱自然也是一个不断变化的过程。20 世纪 80 年代,科学家在人们早已熟知的包括细菌、病毒、真菌和寄生虫在内的人类疾病谱中,又增添了一种全新类型的病原体——朊粒(prion)。朊粒又称朊蛋白、朊病毒,是指由感染性蛋白颗粒组成的一种糖蛋白。与细菌、病毒等病原微生物不同,朊粒是一种在分类上尚未定论的、对人和动物有致病性的蛋白质感染因子,具有传染性,可以引起同种或异种蛋白质构象改变而致病或功能改变的蛋白质。1997 年,发现朊粒的美国学者 Stanley Prusiner(1942—)独享了该年度的诺贝尔生理学医学奖。这是自 1987 年以来 10 年间的第一次,也是 40 多年来第 6 位单独获奖者。诺贝尔奖委员会在发表的授奖辞中写道:"Prusiner 在已知的包括细菌、病毒、真菌和寄生虫在内的传染性因子名单上又加进了朊粒。"

　　1968 年,Prusiner 在美国宾夕法尼亚大学获得医学博士学位之后,曾到 NIH 心肺研究所做博士后研究。1972 年,当他还是一名年轻的住院医师时,曾眼睁睁地目睹一位 60 岁的女患者痛苦地死于 Creutzfeldt-Jakob 病引起的痴呆症。Creutzfeldt-Jakob 病起病缓慢,开始时出现记忆力减退及头痛,以后迅速表现为计算、理解和判断力减退,精神衰退,人格障碍,定向力障碍,最终变成完全痴呆,并有共济失调和四肢肌肉的震颤抽搐。因此,Prusiner 当时称此病为"罕见的痉挛性假性硬化症"。他深入研究证实,本病为脑皮质 - 纹状体变性引起,导致神经细胞变性为海绵样物质,因而又可称为亚急性海绵状脑病。以后,他又发现了一类中青年人多发的 Creutzfeldt-Jakob 病,被认为是吃了疯牛病牛肉引起的。Prusiner 一直认为,中枢神经系统是医学科学中最后一块需要攻克的堡垒。为了彻底阐明 Creutzfeldt-Jakob 病的病因并寻找有效的治疗方法,他开始大量查阅与本病有关的文献资料,踏上了一条探索本病传染因子的漫长历程。

　　1974 年,Prusiner 在医学院建立了一个神经病学基础实验室。他将 Creutzfeldt-Jakob 病患者的脑组织接种于黑猩猩。经过一年多的潜伏期之后,黑猩猩终于发病,并在 2 年后病死。尸解发现其脑部病理改变与人类患者相似。Creutzfeldt-Jakob 病的传染因子究竟是什么呢? 这个问题一直萦绕在 Prusiner 的脑海之中。

　　后来真正导致 Prusiner 发现朊粒的,是因为改用了羊瘙痒病(scrapie)作为研究对象而取得突破。他在研究中发现,羊瘙痒病的致病因子是一种既不同于普通病毒,也不同于"类病毒(viroid)"的特殊病原体,具有许多独特之处。Prusiner 的研究工作是从分离羊瘙痒病的病原体开始的,一切仅凭着观察和试验,通过终点滴定法来摸索使正常绵羊及山羊得病的最适稀释度。Prusiner 改进了滴定法,只需要检测 4 只动物 60 天时间就可以达到过去 60 只动物花费 1 年时间的效果。同时,他采用分离技术而使样本的富集浓度提高了 30 倍。后来,他又发现仓鼠大脑的病原体浓度比小鼠脾脏高出 100 倍,这一重大转折可为病原提取物中加入蛋白酶、氨基酸化学修饰剂、蛋白质变性剂、核苷酸修饰剂和核酸变性剂等物质提供方便,从而发现这种病原体只对蛋白质变性剂等敏感,而对核酸变性剂等有耐受力,并证实该病原体是一种相对分子质量为 27 000 ~ 30 000 的蛋白因子,无核酸成分,具有传染性。根据上述大量的实验结果,Prusiner 大胆地提出,人类的 Creutzfeldt-Jakob 病病毒与羊瘙痒病类似,同属于可传播性海绵状脑病,由同一种病原体所致。这种病原体就是蛋白质!为了把它与细菌、病毒、真菌及其他已知病原体区别开来,Prusiner 将这种蛋白质致病因子命名为"prion"。

　　朊粒的发现不仅具有重要的理论价值和实践意义,而且发现的过程本身带给人们不少启迪。首先,科学工作者要有不迷信权威,不拘泥于现有理论的条条框框,敢于批判、勇于创新的精神。正如 Prusiner 自己所言,20 世纪创立的生物遗传学理论确实是伟大的,但也绝非"顶峰"而高不可攀,必将得到进一步的发展和完善。DNA 双螺旋的发现者之一、诺贝尔奖获得者 James Watson(1928—)也曾明确指出:"Science that does not change is a dead science"。英雄所见略同。

　　其次,科学工作者要有持之以恒、矢志不渝的精神,要有坚持真理、在学术上不怕成为少数者的科学精神。对探索性的课题,特别是前景估量不明的课题,多数学者还是不敢或不愿问津。只有那些不为功利主义所束缚,有着为科学献身精神的人,才能不避艰险、不顾后果地去顽强拼搏。Prusiner 正属于后者。他在着手从事朊粒课题研究时,是在还当住院医生时收治的一位 Creutzfeldt-Jakob 病患者死亡后起步的。在以后长达 20 多年的漫长岁月中,他始终坚持不懈,苦苦追求。正当周围同行因一时找不到羊瘙痒病的病原体而纷纷放弃并改换研究方向,甚至连 *Lancet* 杂志的编委也认为研究这种病原体分子结构没有多大意义的时候,Prusiner 却没有气馁。他不但写信反驳这种观点,而且以更加刻苦的劲头努力去探讨病原体的分子结构,终于把自己的研究工作推上了诺贝尔奖的顶峰。

　　第三,科学工作者的成功,除了采用正确的方法、付出艰辛的劳动外,还要有一定的机遇。Prusiner 独享了 1997 年的诺贝尔生理学医学奖,并且在较短的时间内看到了结果,也与恰巧碰到英国及欧洲流行疯牛病的机遇有关。但是,正如伟大的法国微生物学大师 Louis Pasteur(1822—1895)所说:"机遇从来只偏爱那些有准备的头脑。"Prusiner 自 1979 年起,在不到 20 年的时间里发表了有关朊粒方面的论文 240 余篇,可以想象他为此付出的辛勤汗水。如果没有他多年来锲而不舍的追求,自然就不会有后来的巨大成功和荣誉。No pains,no gains。

参 考 文 献

[1] 奚正德,马宝骊.毒朊:感染的一种新的生物学原理.自然杂志,1998,19(5):255-260.

[2] 禹宽平,傅杰青.众说纷纭话 1997 年诺贝尔医学奖(二)起步艰难的普鲁西纳.医学与哲学,1998,19(8):442-443.

[3] Watts JC,Prusiner SB.Experimental models of inherited PrP prion diseases.Cold Spring Harb Perspect Med,2017,7(11).pii:a027151.

(张咸宁)

第九章
诗意灵犀的卢煜明

    2016 年 9 月,53 岁的香港中文大学医学院副院长、李嘉诚健康科学研究所所长、李嘉诚医学讲座教授、化学病理学教授、美国科学院外籍院士、英国皇家学会院士卢煜明(Yuk-Ming Dennis Lo)的大名频频登上国内外各大媒体。继获得 2005 年国家自然科学奖、2014 年沙特阿拉伯费萨尔国王国际医学奖(King Faisal International Prize for Medicine)、2015 年美国临床化学协会(AACC)Wallace H. Coulter 讲学奖之后,他连续获得了 9 月 19 日的"未来科学大奖"生命科学奖,以及 9 月 21 日的 SCI 引文桂冠奖(Thomson Reuters Citation Laureates)。许多人纷纷预测,他很有可能摘得 2016 年的诺贝尔医学奖。遗憾的是,2016 和 2017 年的诺贝尔医学奖相继花落旁人,并未垂青卢煜明。但业内人士都相信,"NIPT(无创产前检测)之父"卢煜明获诺贝尔奖是迟早的事情。

    1963 年 10 月 12 日,卢煜明出生在香港一个典型的中国式严父慈母家庭。身为精神科医生的父亲整天劳碌于工作,难以顾及他和弟弟的成长。但父亲仍然一向对两个孩子严格要求,从小便培养他们严谨求实、热爱科学的精神。例如,父亲常常鼓励卢煜明多画图。因为"一幅图的效果远胜于万言解说"。母亲是一位音乐教师,因而儿时的卢煜明和弟弟更少不了每天必须练习弹钢琴的功课。但卢煜明不想做第二个贝多芬,对钢琴实在产生不了诗意的情怀——他更倾心于自然科学。他回忆道:"如果是设计一种演奏钢琴的技巧,我倒是蛮乐意开心的。"卢煜明更喜欢阅读《美国国家地理杂志》(*National Geographic*)、《科学美国人》(*Scientific American*)和《发现》(*Discover*)。

    1983 年 10 月,大雪纷飞,英格兰全国都在遭受历史上寥寥可数的最寒冷冬天。此时,20 岁的卢煜明却刚刚踏上求学剑桥大学之路。比阴冷的天气更让他沮丧的是,4 岁便开始在阳光明媚的香港学习英文的自己,竟然时常听不懂老师和同学们飞速的话语,各种混杂的英语口音也让他茫然不知所措。但是,他的坚韧和刻苦使得这些困难最终——得以化解。剑桥大学优良的学风更加坚实了他本来就好思考、好发问的秉性。那时,传统的产前 DNA 诊断通常为绒毛取样术(CVS)和羊膜穿刺术,均为有创性产前诊断方法,均可引起一定风险的流产。卢煜明幻想,若是能够通过检测孕妇外周血中混有的胎儿细胞,对唐氏综合征和 β - 地中海贫血进行无创产前诊断,帮助孕妇减轻精神压力,该多好啊!

    1987 年,卢煜明专门选择了去牛津的医院做临床实习。毕竟,牛津大学的临床医学是欧洲最棒的。另外,趁着业余时间,他还可以跑到牛津大学的实验室里长见识。当时,PCR 方法刚刚浮出水面。在听了实验室一位初出茅庐的学者 John Bell 介绍 PCR 的学术讲座之后,卢煜明立马缠着他教会自己这一项"可能改变世界"的生物学新兴技术。卢煜明很早便意识到,防范与样本无关的外源 DNA 污染应该是 PCR 实验最应当防范的要点。为此,他和一位同学专门写了 1 篇 "Letter"

发表在 1988 年的 *Lancet* 杂志上。然而,不少研究资历年长的人都不以为然,认为他们不过是"菜鸟"级的技术水平,做 PCR 时出现的大量假阳性结果与 PCR 方法本身无关,不值得一提。现在,这一事实却得到了全世界的公认。

不久,卢煜明闹了个更大的"笑话"。他提出可以用孕妇外周循环血中脱落的胎儿细胞进行产前诊断。胎儿脱落到母体里的细胞才有几个啊?又能富集到几个啊?不少学者认为这种想法无异于大海捞针,纯属臆想。一天晚上,卢煜明与朋友们一起共享晚餐,侃起了生男生女的话题。他突然打了一个灵动的哆嗦:如果孕妇怀的是男胎,母体外周血里就必定含有 Y 染色体 DNA;那么,只需检测出孕妇外周血中是否存在 Y 染色体 DNA 序列,上述问题不就迎刃而解了吗?!他迅速着手用 PCR 进行实验验证,结果与预想的一模一样。在所检测的 19 例 9 ~ 41 孕周孕妇样本中,12 例孕妇的外周血均含有 Y 染色体 DNA 的特异序列,最终产下男孩;另外 7 例孕妇的外周血则未检测出 Y 染色体 DNA,最终都生下女孩。这篇论文发表于 1989 年的 *Lancet* 杂志上,题为:"Prenatal sex determination by DNA amplification from maternal peripheral blood"。翌年,*Lancet* 杂志专门发表了 1 篇评述性文章,称赞卢煜明的发现。

但是,上述方法存在很大的瓶颈,原因就在于孕妇循环外周血中的胎儿细胞数量实在太少,而许多检测结果往往呈现假阳性。此时,卢煜明已获得医学博士学位(M.D.)。为了获得更好的科研创新性素质熏陶,卢煜明决意攻读牛津大学的博士学位(D. Phil。相当于 PhD)。在此期间,他幸运地遇到了攻读半导体物理学专业的女博士生黄小玲(Alice),两人一见钟情,不久便结为秦晋之好。一个成功男人的背后总有一个默默支持他的女人。黄小玲活泼开朗,温柔优雅,同样对科学充满热情,喜欢探索未知,成了卢煜明旷日持久的科研压力中最大的精神安慰。卢煜明曾动情地回忆道:"和 Alice 交谈总能带来新的视角,新的理解,新的灵感。"

科学没有国界,但科学家是有祖国的。1997 年 7 月 1 日,历经百年沧桑的"东方明珠"香港终于回归中华人民共和国的怀抱。许多居住在香港的人选择了所谓的"逃离",但卢煜明夫妇有着一颗虽九死而犹未悔的中国心,逆流而上,毫不犹豫地选择了回家。卢煜明竞聘到了香港中文大学化学病理系高级讲师的职位,开始了新的专业奋斗长征。

从英国回香港前的几个月时间里,卢煜明两手空空,手头既无研究资金,也无研究资源,失落感可想而知。就在离开英国的 3 个月前,卢煜明刚刚从 2 篇发表于《Nature Medicine》上的论文中得知癌细胞可释放 DNA 至癌症患者的血浆或血清里。有一天,他突然灵光一闪:肿瘤和胎儿不是有相似之处吗?肿瘤都能向血浆中释放足够的 DNA 被检测到,为什么一个 8 磅(lb)重的胎儿就不能呢?这一念头,成为改变卢煜明一生的重要契机。

卢煜明立刻动手进行实验验证。然而,如何才能从孕妇血浆中提取到胎儿的基因组 DNA 呢?受煮方便面的启发,他采取了"煮"的方式。他认为,方便面的汤如同孕妇的血浆一样,当自己吃面的时候,肯定会把唾液带到面汤里,因而面汤中肯定含有自己的基因组 DNA,这与孕妇的血浆里一定含有胎儿的基因组 DNA 是同一个道理。因此,卢煜明将采集的孕妇血浆快速加热 5 分钟后,再通过 PCR 检测 Y 染色体的 DNA 序列。实验结果非常理想,30 例孕妇的血浆样本中有 24 例(80%)为阳性,30 例孕妇的血清样本中有 21 例(70%)为阳性,而采用富集的胎儿游离有核血细胞进行检测的阳性率仅为 17%(5 例孕妇),30 例孕妇最终均产下男婴;13 例未检测到 Y 染色体 DNA 序列的孕妇最终均生下女婴;10 例未妊娠女性的正常对照组均呈现阴性结果。这篇划时代的研究论文被 1997 年 8 月 16 日的 *Lancet* 迅速发表。

2002 年 11 月 16 日,SARS 首先在我国广东省顺德市爆发,继而扩散至东南亚,并席卷全球,造成严重的全球性传染病疫潮。全世界许多科学家都投身于与 SARS 相关的研究中。卢煜明的团队也不例外。他暂停了其他一切研究工作,仅做一项有关 SARS 病毒的测序,就花了整整 13 天的时间。显示了一个中国科学家的良知和情怀。

2008 年,经过深思熟虑,卢煜明启动了一项新的研究计划,即用孕妇血浆绘制胎儿的基因组图谱。这远比之前所做的任何无创 DNA 产前筛查研究都要复杂,一时半会儿都没有取得进展。到了 2009 年夏季的一个夜晚,诗意的卢煜明一如既往地和太太黄小玲"约会",一起去电影院观看 3D 大片《哈利波特与混血王子(Harry Potter and the Half-Blood Prince)》。当片头中 "Harry" 的字母 "H" 从屏幕上缓缓向卢煜明飘来时,思想开小差的他几乎停止了呼吸。这个大大的金色 "H" 不就是 1 个孩子遗传自双亲的 2 条 "Homologous chromosome"(同源染色体)吗?因此,只要把血浆中的胎儿游离 DNA 各 50% 的父本和母本 DNA 片段区分开来,问题不就解决了吗?终于,通过检测印记基因的甲基化信息,卢煜明团队检测出了胎儿基因组 DNA 片段的来源。这一研究成果发表在 2010 年 12 月 8 日出版的 *Science Translational Medicine* 杂志上。

将生活中细致入微的体察融入到科研思维中,是卢煜明所追求的美感。他也从不牺牲生活去追求科研抱负。牛津大学厚重的文化底蕴在他身上一览无余。在实验室里,卢煜明总是穿着笔挺的西装,打着漂亮的领带,举手投足间无不彰显着英伦式学者的优雅风范。他的办公室常常堆满了各种文献资料,显得凌乱和狼藉,倒是符合著名女物理学家、前复旦大学校长谢希德教授(1921—2000)的名言:"一张干净的书桌代表了一个懒惰的头脑"。卢煜明对电影一向情有独钟。受到 "Harry Potter——染色体事件" 的成功影响,他干脆在自己位于香港九龙的公寓里建立了 1 个 3D 电影放映室。周末时间,他总会带着夫人一起去打高尔夫球。抑或在假期一起外出旅行,享受一下温馨浪漫的 "两人世界"。

2011 年,卢煜明顺利当选为英国皇家学会院士。在授牌仪式上,新晋的院士都被要求在一个古老的签名簿上签署大名,与达尔文、牛顿、爱因斯坦等历代大师一同位列荣榜。当用那支纯粹显示古典文风、形式和美感,但实用价值甚小的羽毛笔签下自己的中、英文姓名之后,卢煜明不禁一怔,不露声色地苦笑了一下——显然,这支羽毛笔可不是一般的难用,其设计和制造根本没有考虑到书写中文的便利!

参 考 文 献

[1] 李珊珊. 卢煜明煮公仔面、看哈利波特,开创无创 DNA 产前检测之先河. 南方人物周刊,2016,(39):24-27.

[2] 王嫒嫒. 卢煜明,一个香港科学家的回归 20 年. 环球人物,2017,(12):71-73.

[3] Landau M.Yuk-Ming Dennis Lo.Clin Chem,2012,58(4):784-786.

[4] Viegas J.Profile of Dennis Lo.Proc Natl Acad Sci U S A,2013,110(47):18742-18743.

(张咸宁)

第二部分 医学遗传学各章的学习目标与习题

绪　论

一、学习目标

1. 掌握　医学遗传学、遗传病、基因、基因组、割裂基因、基因表达与表达调控、再现风险等基本概念；遗传因素对疾病发生的作用类型；遗传病的特点和分类。
2. 熟悉　医学遗传学的分支学科；割裂基因的结构特点；基因表达的基本过程；基因表达调控的作用机制。
3. 了解　医学遗传学的发展历史和发展方向；遗传医学在现代精准医学中的地位。

二、习题

(一) 名词解释

1. 遗传病
2. 医学遗传学
3. 再现风险
4. 个性化医学
5. 精准医学
6. 割裂基因
7. 基因组
8. 基因表达
9. 顺式作用元件
10. 反式作用因子
11. 可变剪接
12. RNA 编辑

(二) 选择题

【A1 型题】

1. 医学遗传学

　　A. 是一门独特的，与其他临床医学分支学科的联系较为少见

B. 是一门新出现的学科,即使是在发达国家也仍然没有专列为特殊的一个临床科室

C. 属于人类遗传学的分支学科,主要探讨疾病的遗传因素

D. 在临床实践中主要限于探讨各种综合征

E. 只有在谈到某些特殊的疾病或综合征时,"医学遗传学"的相关术语才更易于理解

2. 个性化医学

A. 一旦实施,将增高医疗成本和支出

B. 目前还是一种医学理论,可能在未来的临床实践中发挥作用

C. 对临床诊断的帮助不大

D. 可直接指导临床治疗,以及鉴定个体的易感性

E. 可应用于疾病的一级预防

3. 遗传病特指

A. 先天性疾病   B. 家族性疾病

C. 遗传物质改变引起的疾病   D. 不可医治的疾病

E. 既有先天性,又有家族性特点的疾病

4. 环境因素可诱导发病的单基因病为

A. Huntington 病

B. 葡糖 -6- 磷酸脱氢酶(G6PD)缺乏症(俗称蚕豆病)

C. 白化病

D. 血友病 A

E. 镰状细胞贫血

5. 传染病的发病

A. 仅受遗传因素控制

B. 主要受遗传因素影响,但需要环境因素的调控

C. 以遗传因素影响为主,环境因素为辅

D. 以环境因素影响为主,遗传因素为辅

E. 仅受环境因素影响

6. 首次提出"分子病"概念的学者是

A. Linus Pauling（1901—1994）   B. Archibald Garrod（1857—1936）

C. George Beadle（1903—1989）   D. Charles Ford（1912—1999）

E. Karl Landsteiner（1868—1943）

7. 抑郁症是

A. 单基因病   B. 多基因病   C. 染色体病

D. 线粒体基因病   E. 体细胞遗传病

8. "精准医学之父"是

A. Linus Pauling（1901—1994）   B. Archibald Garrod（1857—1936）

C. Alfred Knudson（1922—2016）   D. James Watson（1928— ）

E. Francis Collins（1950— ）

9. 基因组 DNA 内所有的蛋白质编码序列统称为

A. 编码序列   B. 外显子（exon）   C. 外显子组（exome）

D. 内含子（intron）   E. ENCODE

10. 通常,下列哪一种疾病**不属于**多基因病?

　　A. 类风湿关节炎　　　　　　　　　　B. 哮喘

　　C. Parkinson 病　　　　　　　　　　D. 胰岛素依赖型糖尿病

　　E. 纤维性骨营养不良综合征(McCune-Albright 综合征)

11. 下列哪一项是普遍存在于真核基因中 RNA 剪接的识别信号

　　A. GC-AT 法则　　　　　B. AG-GT 法则　　　　　C. GT-AG 法则

　　D. GT-AC 法则　　　　　E. GT-AT 法则

12. 由编码的外显子和非编码的内含子组成的真核生物的结构基因被称为

　　A. 复等位基因　　　　　B. 等位基因　　　　　C. 多基因

　　D. 割裂基因　　　　　　E. 单一基因

13. 启动子、增强子和沉默子等特异的 DNA 序列位于真核基因的转录调控区,可称为

　　A. 编码序列　　　　　　B. 内含子　　　　　　C. 顺式作用元件

　　D. 保守序列　　　　　　E. 反式作用因子

【A2 型题】

14. 某男性患儿,2 岁,以"进行性面色苍黄,葡萄酒样尿液及发热三天"入院。发病前 4 天进食蚕豆后出现面色黄染,尿色呈红葡萄酒样,伴频繁呕吐及间歇腹痛和发热,检查后确诊为葡糖 -6- 磷酸脱氢酶缺乏症。本病属于

　　A. 单基因病　　　　　　B. 多基因病　　　　　　C. 染色体病

　　D. 体细胞遗传病　　　　E. 线粒体基因病

15. 某男性患者,62 岁,以"头部不自主晃动,写字困难,时有跌倒"就诊。患者近一年来出现四肢颤抖,且逐渐加重,伴行走困难。经一系列检查,确诊为帕金森病。本病属于

　　A. 单基因病　　　　　　B. 多基因病　　　　　　C. 染色体病

　　D. 体细胞遗传病　　　　E. 线粒体基因病

【B1 型题】

(16 ~ 20 题共用备选答案)

　　A. 转录水平的调控　　　　　　　　　B. 转录后水平的调控

　　C. 翻译水平的调控　　　　　　　　　D. 翻译后水平的调控

　　E. 表观遗传学水平的调控

16. 转录因子对基因表达的调控属于

17. 可变剪接对基因表达的调控属于

18. RNA 编辑对基因表达的调控属于

19. 蛋白质的磷酸化对基因表达的调控属于

20. 组蛋白的修饰参与基因表达的调控属于

(21 ~ 25 题共用备选答案)

　　A. 单基因病　　　　　　B. 多基因病　　　　　　C. 染色体病

　　D. 体细胞遗传病　　　　E. 线粒体基因病

21. 动脉粥样硬化属于

22. Down 综合征属于

23. 恶性肿瘤属于

24. Leber 视神经萎缩(Leber 病)属于
25. 地中海贫血属于

(三) 简答题

1. 遗传病可分为几类? 遗传病有什么特点?
2. 简述基因概念的发展。
3. 简述真核生物的基因表达调控。
4. 谈谈你所了解的遗传病的研究策略。

三、参考答案

(一) 名词解释

1. 遗传病(genetic disorder) 是指由遗传物质发生改变而引起的疾病的统称。除外伤和非正常死亡以外,人类所有疾病的发生、发展和转归都与 DNA 的直接或间接变化相关。因此,几乎所有的疾病都属于遗传病,但遗传因素的作用有大有小。

2. 医学遗传学(medical genetics) 或称"遗传医学",是指应用遗传学的理论与方法研究遗传因素在疾病的发生、流行、诊断、预防、治疗和遗传咨询等中的作用机制及其规律的学科。既是人类遗传学的分支,又是医学与遗传学的交叉学科,主要从遗传流行病学、细胞遗传学和分子遗传学三个方面探讨疾病的遗传规律。

3. 再现风险(recurrence risk) 即一个家系中已出现一个或多个遗传病患者,在此基础上,根据遗传病的遗传方式及流行病学特征推算出另一家系成员再发同样疾病的可能性大小。

4. 个性化医学(personalized medicine) 是指以每个个体的基因组信息为基础,结合其转录物组、蛋白质组、代谢组等多个相关"组学(-omics)"的内环境信息,为个体或患者量身设计出最佳的诊疗、健康保健方案,以期达到治疗效果最大化和不良反应最小化的定制医疗模式。

5. 精准医学(precision medicine) 实质上是"个性化医学"的替代术语。意即通过飞速发展的基因组测序技术与生物信息学、大数据科学的交叉应用,精确寻找疾病的病因和治疗的靶点,并对一种疾病的不同状态和过程进行精确分类,最终实现对疾病和特定患者进行个体化精准治疗的目的,提高疾病诊治与预防的效益。

6. 割裂基因(split gene) 意即真核基因中的编码氨基酸的序列(外显子)不是连续的,而是被若干个非编码区(内含子)分隔的。

7. 基因组(genome) 严格地讲,基因组是指单倍体细胞核、细胞器或病毒粒子所含的全部 DNA 分子或 RNA 分子,是一个染色体组所含的全部遗传信息。但一般地,基因组即指某一特定物种细胞内的一整套遗传物质。

8. 基因表达(gene expression) 意即基因所携带的遗传信息表现为表型(DNA 转录为 mRNA,mRNA 再翻译为多肽链,并装配加工成最终的蛋白质产物)的过程。

9. 顺式作用元件(cis-acting element) 即真核基因的转录调控区含有的特异的 DNA 序列,包括启动子、增强子和沉默子等,它们直接对基因表达产生调控作用。

10. 反式作用因子(trans-acting factor) 是指在真核生物中与顺式作用元件特异性结合,对基因表达发挥不同调控作用(激活或抑制)的各类蛋白质因子。

11. 可变剪接(alternative splicing) 是指在 RNA 剪接过程中,同一基因的转录产物经过不同的剪切方式,产生不同的 mRNA,进而表达出多个不同的相关蛋白产物,行使不同的生理功能。

12. RNA 编辑（RNA editing） 是指在初级转录物上增加、删除或取代某些核苷酸而改变遗传信息的过程。

（二）选择题

【A1 型题】

1. C   2. D   3. C   4. B   5. D   6. A   7. B   8. B   9. C   10. E

11. C   12. D   13. C

【A2 型题】

14. A   15. B

【B1 型题】

16. A   17. B   18. B   19. D   20. E   21. B   22. C   23. D   24. E   25. A

（三）简答题

1. 国内学者传统上将遗传病分为 5 大类：①染色体病；②单基因病；③多基因病（复杂疾病）；④线粒体基因（或遗传）病；⑤体细胞遗传病，如肿瘤、衰老、自身免疫性疾病等。另外，有人将基因组病（genomic disorder）划分为一类。基因组病是指基因组 DNA 序列的异常重组造成的邻接基因重排而引起的某些综合征。如 1A 型 Charcot-Marie-Tooth 病、DiGeorge 综合征等。

遗传病一般具有先天性、家族性、垂直传递等特征。①先天性：许多遗传病的病症生来就有，如白化病是一种常染色体隐性遗传病，婴儿刚出生时就表现出"白化"症状；②家族性：许多遗传病具有家族聚集性，如 Huntington 病患者往往具有阳性家族史；③垂直传递：即遗传物质由亲代直接传递给子代的现象。某些遗传病表现为连代传递，如大多数常染色体显性遗传病。

2. ①在 19 世纪 60 年代，基因当时被称为遗传因子。②在 20 世纪初，遗传因子更名为基因。③20 世纪 20 年代，研究证实基因位于染色体上，呈直线排列。学者们认为基因是遗传的功能单位、突变单位和交换单位。④在 20 世纪中期，"一个基因决定一种酶"假说逐渐发展为"一个基因一种蛋白质"假说，最后修正为"一个基因多条多肽链"。20 世纪 70 年代末，人们认识到，真核生物基因为割裂基因。⑤现代遗传学认为，基因是决定一定功能产物的 DNA 序列。有的基因有翻译产物，有的基因仅有转录产物，如 RNA 基因等。

3. 真核生物基因表达的调控可简要归纳为转录水平调控、转录后调控、翻译水平调控、翻译后调控和表观遗传学调控等 5 个方面的层次。①转录水平的调控：通过蛋白因子与旁侧序列或内含子序列中的调控序列相结合来进行。②转录后水平的调控：真核细胞 mRNA 转录后形成成熟的 mRNA 需要经过剪接、戴帽、加尾等过程，影响其中任何一个环节都可能调控基因的表达，如可变剪接、RNA 编辑等。③翻译水平的调控：包括翻译起始阶段的调控，microRNA 的调控等。④翻译后水平的调控：某些蛋白质合成完成后需经过适当的加工修饰才有活性，增加了蛋白质的多样性和复杂性。如蛋白质的磷酸化、糖基化、泛素化、SUMO 化、乙酰化和甲基化等。⑤表观遗传学水平的调控：基因的编码部分结构完整，也未发生改变，其邻接 DNA 序列发生改变，或发生了基因的修饰。如 DNA 甲基化、组蛋白的乙酰化等也可能导致基因表达或活性的改变。

4. 在临床上，各科室的医师、护士和遗传咨询师都可能经常接触到各种遗传病案例。通常的处理手段是：①详细询问患者的病史并进行体检；②推断该病的遗传方式；③预约相关诊断和化验;④治疗并随访;⑤估算家系成员的再现风险。

而在遗传病的研究上,一般采取的策略为:

确定疾病的表型和遗传模式→收集家系成员的外周血、病理组织等样本→纯化基因组 DNA、RNA 和蛋白质等备用→全外显子组测序(WES)或全基因组测序(WGS)、染色体微阵列分析(CMA)等确定可能的致病候选基因,以及可能存在的染色体微缺失、微重复等异常→ Sanger 测序验证候选基因突变,蛋白质功能、表观遗传学、细胞学功能验证,疾病动物模型实验验证,证实突变基因与疾病的伴随关系→将致病基因的检测应用于临床分子诊断→通过药物遗传学、药物基因组学等手段研发新药;疾病的基因治疗研究。

(杨 玲 左 伋)

第一章
基于疾病的遗传学数据分析

一、学习目标

1. 掌握　常用的医学遗传学数据库（尤其是 OMIM 和 GeneTests）的应用范围和使用技巧。

2. 熟悉　遗传病数据的解读方法及其临床意义。

3. 了解　各种遗传病的数据库网站；相关的储存文件类型。

二、习题

(一) 名词解释

1. 生物信息学

2. OMIM

3. 参考序列

4. Ensembl

5. 可读框（ORF）

(二) 选择题

【A1 型题】

1. 你所在的临床科室遇到 1 个疑难杂症家系，迟迟无法通过临床检查手段确诊疾病。科主任吩咐你尽快查询相关的遗传医学数据库，看看哪一家医院、独立医学检验结构或医学院的研究室能够开展相关的分子诊断检测，以便对这个遗传病家系进行相关的辅助诊断，最终确诊疾病，给患者和家系一个交代。毫无相关经验的你应该首先查阅哪一个网站

    A. PubMed   B. OMIM   C. MitoMap

    D. Ensembl   E. GeneTests

2. 下列哪一家网站是最权威的有关线粒体基因病研究和分子诊断的资源

    A. PubMed   B. OMIM   C. MitoMap

    D. Ensembl   E. GeneTests

3. 在完成了疾病的全外显子组测序（whole exome sequencing，WES）实验之后，通常应该首先

查询哪一家网站进行数据比对,以便剔除基因组 DNA 的多态性信息

A. ExAC   B. OMIM   C. MitoMap

D. Ensembl   E. GeneCards

4. 请查询相关医学遗传学的网站,看看 *FOXP2* 基因包含几个外显子

A. 1 ~ 5   B. 6 ~ 10   C. 11 ~ 15

D. 16 ~ 20   E. 21 ~ 25

5. 请查询相关医学遗传学网站,看看 *FOXC1* 基因编码的蛋白最有可能的功能是下列哪一项

A. 分泌激素(secreted hormone)

B. 离子通道(ion channel)

C. 酪氨酸激酶(tyrosine kinase)

D. 转录因子(transcription factor)

E. 核膜的组分(nuclear membrane component)

6. 请查询 OMIM 网站,明确到底是哪一位学者首次报道了 Huntington 病例

A. George Huntington   B. William Osler

C. Vessie PR   D. Archibald Garrod

E. George Sumner Huntington

7. 第一个被完整测定的物种基因组序列是

A. 啤酒酵母的 3 号染色体   B. 流感病毒

C. ΦX174   D. 果蝇

E. 人类基因组

8. 如果需要查询国际生物医学的文献信息,下列哪个数据库应该是第一选择

A. Entrez   B. PubMed   C. OMIM

D. HGMD   E. KEGG

9. HGP

A. 在线人类孟德尔遗传数据   B. 人类基因组计划

C. 国家核酸数据库   D. 水稻基因组计划

E. 癌症基因组解剖计划

10. 在查询国际医学遗传学相关数据库时,经常可以看到 "ortholog" 一词。其含义是

A. 直系同源   B. 旁系同源   C. 直接进化

D. 间接进化   E. 假基因

(三) 简答题

1. 生物信息学在医学上有什么意义?

2. 请列举几个国际上权威的核酸序列数据库。

3. 什么是序列排比?

4. Huntington 病(Huntington disease。OMIM:#143100)是西方最常见的常染色体显性遗传病之一,中国人较为罕见。本病的外显率(penetrance。一般专指常染色体显性遗传病而言。即在特定环境中,某一显性基因在杂合状态下(Aa)在群体中得以显现表型的个体百分率)高,几乎为 100%。本病常于 30 ~ 45 岁时缓慢起病,患者表现为进行性加重的舞蹈样不自主运动(不能控制的痉挛和书写动作)和智能障碍。此外,患者常有欣快表情,生活懒散,衣着不整,妄想或幻觉。部分病例可有癫痫发作。Huntington 病病情呈进行性加重,发病后生存期为

15 ～ 20 年。

在某个 Huntington 病家系中,男性韩某的哥哥罹患本病。DNA 诊断发现,韩某本人为前突变(premutation),即其 *HTT* 基因的(CAG)n 三核苷酸串联重复序列的拷贝数处在不致病的动态突变范围;而韩某的 3 个子代的 *HTT* 基因分析结果依次为:35 岁的大女儿(CAG)n 重复 38 次,30 岁的儿子(CAG)n 重复 35 次,29 岁的小女儿(CAG)n 重复 42 次。据此,你该怎样对此家系进行遗传咨询?

5. 医学遗传学数据库与精准医学有什么关系?

三、参考答案

(一) 名词解释

1. 生物信息学(bioinformatics)　是研究海量生物医学数据复杂关系的学科,其特征是多学科交叉,以互联网为媒介,数据库为载体。用数学知识建立各种数学模型,以计算机为工具对实验所得大量生物学数据进行储存、检索、处理和分析,并以生物医学知识对结果进行阐释。

2. OMIM 即 "Online Mendelian Inheritance in Man(在线《人类孟德尔遗传》)" 的简称。由美国 Johns Hopkins 大学医学院创建和维护。OMIM 源自该院 Victor A. McKusick 教授主编的《人类孟德尔遗传》(Mendelian Inheritance in Man:Catalogs of Human Genes and Genetic Disorders,简称《MIM》)一书。《MIM》一直是遗传医学最权威的、最有参考价值的百科全书和数据库。

3. 参考序列(reference sequence)　是指通过一个或少数个体的基因组测序得到的序列。常代表这一物种的基因组序列。

4. Ensembl　是有关人类基因组和其他物种基因组的全面资源的综合性基因组数据库。由欧洲生物信息学会和 Wellcome 基金会 Sanger 研究所共同维护。

5. 可读框(open reading frame,ORF)　是基因序列的一部分。包含一段可以编码蛋白的碱基序列,拥有特定的起始密码子和终止密码子。

(二) 选择题

【A1 型题】

1. E　　2. C　　3. A　　4. E　　5. D　　6. A　　7. C　　8. B　　9. B　　10. A

(三) 简答题

1. 生物信息学是多学科的交叉产物,涉及生物、数学、物理、计算机科学和信息科学等多个领域。生物信息学对于管理现代生物学和医学数据具有重大意义,在临床医学上的应用主要是:①发现疾病相关基因。用生物信息学的相关方法,可快速发现新的疾病基因。例如,以计算机和互联网为手段,发展新算法,对公用、商用或自有数据库中存储的表达序列标签(expressed sequence tag,EST)进行修正、聚类、拼接和组装,获得完整的基因序列,以期发现新基因。这种方法称为 "电脑克隆"。②发现新的药物分子靶点。通过表达序列标签数据库的搜寻、综合分子特征和结构生物学等方法,可以帮助人们在药物开发过程中更早、更快地找到更佳的药物作用靶点,减少研发时间和所需临床试验的数量。③设计药物。创新药物的研究具有重要的社会效益和经济效益。然而,新药的研发历来是一项高投入、高风险和效率低下的工作。传统的新药发现方式缺乏理论指导,主要依赖大量的随机筛选,时间长,耗资巨大。而针对疾病相关的靶标生物大分子的直接药物设计,已逐渐成为药物设计的主要方法。

2. 例如,国际上最权威、最主要的三大核酸序列数据库:①美国国家生物技术信息中心(National Center for Biotechnology Information,NCBI)维护的 GenBank;②欧洲分子生物学研究室(European Molecular Biology Laboratory,EMBL)下属的欧洲生物信息学研究所(European Bioinformatics Institute,EBI)维护的 EMBL-EBI;③日本国立遗传学研究所维护的 DDBJ(DNA Data Bank of Japan)。

3. 序列排比(sequence alignment)又称"序列比对",是核酸或蛋白质序列的比较分析法。将序列之间的相同和不同部分排列出来,由此显示序列间的相关性或同源性(homology)程度。序列排比一般借助于计算机软件(如 BLAST)进行分析,通过在序列中搜索一系列单个性状或性状模式来比较 2 个(双序列排比)或更多个(多重序列排比)序列。

4. 以"Huntington disease"为关键词检索最权威、最常用的遗传病基因检测和基因诊断数据库 GeneTests(www.genetests.org),可在"GeneReviews"中看到最新修订于 2014 年 12 月 11 日的 "Huntington disease"条目。其中明确显示相关信息如下:

- Normal alleles.p.Gln18(<26),26 or fewer CAG repeats
- Intermediate alleles.p.Gln18(27_35),27-35 CAG repeats. An individual with an allele in this range is not at risk of developing symptoms of HD,but because of instability in the CAG tract,may be at risk of having a child with an allele in the HD-causing range [Semaka et al 2006]. Risk estimates for germline CAG expansion have been established [Semaka et al 2013b,Semaka & Hayden 2014]. Alleles in the intermediate range have also been described as "mutable normal alleles"[Potter et al 2004].
- HD-causing alleles.p.Gln18(>36),36 or more CAG repeats. Persons who have an HD-causing allele are considered at risk of developing HD in their lifetime. HD-causing alleles are further classified as:
  ○ Reduced-penetrance HD-causing alleles.p.Gln18(36_39),36-39 CAG repeats. An individual with an allele in this range is at risk for HD but may not develop symptoms. In rare cases,elderly asymptomatic individuals with CAG repeats in this range have been identified[Langbehn et al 2004].
  ○ Full-penetrance HD-causing alleles.p.Gln18(>40),40 or more CAG repeats. Alleles of this size are associated with development of HD with great certainty.

因此,对韩某的 3 个子女的 DNA 诊断结果可准确阐释如下:

(1)35 岁的大女儿(CAG)n 重复 38 次:外显率不定,未来也可能发病,也可能不发病,难以预测。

(2)30 岁的儿子(CAG)n 重复 35 次:与其父韩某一样,属于前突变。虽然自身肯定不会发病,但其子女有可能遗传患病风险,须在未来检测其子女的(CAG)n 重复次数才能进一步分析。

(3)29 岁的大女儿(CAG)n 重复 42 次:未来将肯定出现临床症状,应密切注意观察和随访。

5. 所谓精准医学是以个性化医疗(personalized medicine)为基础,随着基因组测序技术快速进步以及生物信息与大数据科学的交叉应用而发展起来的新型医学概念与医疗模式。在本质上,精准医学是通过基因组、蛋白质组等诸多"组学"技术和医学前沿手段,对大样本人群与特定疾病类型进行生物标志物(biomarker)的分析与鉴定、验证与应用,从而精确寻找疾病的原因和治疗的靶点,并对一种疾病的不同状态和过程进行精确亚分类,最终实现对于疾病和特定患者进行个性化精准治疗的目的,提高疾病诊治与预防的效益。因此,精准医学与医学遗传学数据库的使用密切相关。例如,①获取分子水平上的数据信息,并挖掘其内涵;②建立分子水平上的知识与宏观疾病表型的联系,即基因型-表型的关联,搭建分子水平信息和疾病间的桥梁;③融合临床检验、影像学等指标,使得医疗做得更加精准。

(张咸宁　杨　玲)

第二章
基因突变与遗传多态性

一、学习目标

1. 掌握　基因突变的特性、类型和分子机制。
2. 熟悉　诱发基因突变的因素；基因突变的修复机制；遗传多态性的基本概念与主要类型。
3. 了解　动态突变疾病的临床及遗传学特征；遗传多态性研究的科学意义及应用价值。

二、习题

(一) 名词解释

1. 突变
2. 动态突变
3. 重组修复
4. 移码突变
5. 体细胞突变
6. 多态性
7. SNP
8. STR

(二) 选择题

【A1 型题】

1. 引起 DNA 形成胸腺嘧啶二聚体的因素是

　　A. 羟胺　　　　　　　　B. 亚硝酸　　　　　　　C. 5- 溴尿嘧啶

　　D. 吖啶类　　　　　　　E. 紫外线

2. 引起 DNA 发生移码突变的因素是

　　A. 焦宁类　　　　　　　B. 羟胺　　　　　　　　C. 甲醛

　　D. 亚硝酸　　　　　　　E. 5- 溴尿嘧啶

3. 引起 DNA 分子断裂而导致 DNA 片段重排的因素

　　A. 紫外线　　　　　　　B. 电离辐射　　　　　　C. 焦宁类

D. 亚硝酸 　　　　　　　E. 甲醛

4. 可以引起 DNA 上核苷酸烷化并导致复制时错误配对的因素
   - A. 紫外线 　　　　　　　B. 电离辐射 　　　　　　　C. 焦宁类
   - D. 亚硝酸 　　　　　　　E. 甲醛

5. 诱导 DNA 分子中核苷酸脱氨基的因素
   - A. 紫外线 　　　　　　　B. 电离辐射 　　　　　　　C. 焦宁类
   - D. 亚硝酸 　　　　　　　E. 甲醛

6. 由三核苷酸串联重复扩增而引起疾病的突变为
   - A. 移码突变 　　　　　　B. 动态突变 　　　　　　C. 片段突变
   - D. 转换 　　　　　　　　E. 颠换

7. 在突变点后所有密码子发生移位的突变为
   - A. 移码突变 　　　　　　B. 动态突变 　　　　　　C. 片段突变
   - D. 转换 　　　　　　　　E. 颠换

8. 异类碱基之间发生置换的突变为
   - A. 移码突变 　　　　　　B. 动态突变 　　　　　　C. 片段突变
   - D. 转换 　　　　　　　　E. 颠换

9. 染色体结构畸变属于
   - A. 移码突变 　　　　　　B. 动态突变 　　　　　　C. 片段突变
   - D. 转换 　　　　　　　　E. 颠换

10. 由于突变使得编码密码子成为终止密码, 此类突变为
    - A. 错义突变 　　　　　　B. 无义突变 　　　　　　C. 终止密码突变
    - D. 移码突变 　　　　　　E. 同义突变

11. 不改变编码氨基酸的基因突变为
    - A. 同义突变 　　　　　　B. 错义突变 　　　　　　C. 无义突变
    - D. 终止密码突变 　　　　E. 移码突变

12. 可将紫外线诱导的突变进行稀释的 DNA 修复方式为
    - A. 错配修复 　　　　　　B. 光复活修复 　　　　　C. 切除修复
    - D. 重组修复 　　　　　　E. 快修复

13. 可以通过分子构象的改变而导致与不同碱基配对的化学物质为
    - A. 羟胺 　　　　　　　　B. 亚硝酸 　　　　　　　C. 烷化剂
    - D. 5- 溴尿嘧啶 　　　　　E. 焦宁类

14. 属于转换的碱基置换为
    - A. A 和 C 　　　　　　　B. A 和 T 　　　　　　　C. T 和 C
    - D. G 和 T 　　　　　　　E. G 和 C

15. 属于颠换的碱基置换为
    - A. G 和 T 　　　　　　　B. A 和 G 　　　　　　　C. T 和 C
    - D. C 和 U 　　　　　　　E. T 和 U

16. 下列修复方式, **不能**从根本上消除 DNA 结构损伤的是
    - A. 慢修复 　　　　　　　B. 快修复 　　　　　　　C. 光复活修复
    - D. 重组修复 　　　　　　E. 切除修复

17. 下列有关突变的描述,最为正确的是

　　A. 突变属于稀有事件

　　B. 在人类基因组中,突变的发生基本上是均衡的,即没有突变热点位置

　　C. 通常,自发突变导致的临床后果比诱发突变更为严重

　　D. 因为突变发生的位置在基因组 DNA 上,故无法进行治疗

　　E. 突变既可发生于种系细胞中,也可发生于体细胞中

18. 关于 DNA 突变,描述最为正确的是

　　A. X 射线属于诱变剂(mutagen),而 γ 射线是安全的

　　B. 某些抗生素就是化学修饰诱变剂

　　C. 病毒基因组可打断人类基因的编码区,但不影响基因的表达

　　D. 碱基类似物(base analogue)化学品常导致 DNA 序列的错读(misreading)

　　E. 正常代谢产物可保护 DNA 不发生突变

19. 遗传多态性变异体在群体中的出现频率通常

　　A. 大于 1%　　　　　　　　B. 等于 1%　　　　　　　　C. 小于 1%

　　D. 大于或等于 1%　　　　　E. 小于或等于 1%

20. 稀有变异体在群体中的出现频率

　　A. 大于 1%　　　　　　　　B. 等于 1%　　　　　　　　C. 小于 1%

　　D. 大于或等于 1%　　　　　E. 小于或等于 1%

21. 编码 SNP(即 cSNP)存在于

　　A. 微卫星序列　　　　　　　B. 非编码序列　　　　　　　C. 间隔序列

　　D. 外显子　　　　　　　　　E. 内含子

22. DNA 多态可以用于

　　A. 基因诊断　　　　　　　　B. 基因定位　　　　　　　　C. 亲权鉴定

　　D. 人类进化学研究　　　　　E. 以上都是

【A2 型题】

23. 1 例 4 岁的女患者就诊于皮肤科。女孩皮肤白皙,但面部却有许多雀斑,且光过敏。她很容易被晒伤,一点也不喜欢户外活动。有些雀斑看起来已经较大,有一个雀斑的色泽很深。初步诊断为着色性干皮病。着色性干皮病是哪一种 DNA 修复途径的缺陷所致

　　A. 光复活修复　　　　　　　B. 错配修复　　　　　　　　C. 重组修复

　　D. 核酸切除修复　　　　　　E. SOS 修复

24. 某个患者疑似罹患某种特殊的遗传病。为了精准予以诊断,门诊专门安排了 DNA 测序分析。实验室报告单显示,患者的基因组 DNA 发现突变。但是,化验单上同时指出,该 DNA 突变亦见于其他个体中,而这些个体均未出现临床表征。因此,你基本可以断定被检者的这个 DNA 变异体属于

　　A. 正常序列　　　　　　　　　　　　　　B. 已知的致病突变

　　C. 已知的良性多态性　　　　　　　　　　D. 临床意义尚不明确的多态性

　　E. 密码子排列不齐(codon malalignment)

【B1 型题】

(25 ~ 27 题共用备选答案)

　　A. 静态突变　　　　　　　　B. 动态突变　　　　　　　　C. 片段突变

　　D. 转换　　　　　　　　　　E. 颠换

25. 染色体结构畸变属于

26. 碱基 C 置换为碱基 T 属于

27. 导致强直性肌营养不良的基因突变属于

(28 ~ 32 题共用备选答案)

    A. 同义突变   B. 错义突变   C. 无义突变

    D. 终止密码突变   E. 移码突变

28. 突变后引起编码蛋白的长度变短的是

29. 突变后引起编码蛋白的长度变长的是

30. 突变后引起编码蛋白的氨基酸组成发生错乱,蛋白的长度变短或变长的是

31. 突变后编码蛋白的长度未发生改变,但氨基酸组成发生错乱的是

32. 突变后没有造成编码蛋白的氨基酸组成发生改变的是

(三) 简答题

1. 什么是基因突变? 基因突变可分为哪些类型?

2. 简述 DNA 损伤的修复机制。

3. 什么是遗传多态性? 遗传多态性有哪几种表现形式?

三、参考答案

(一) 名词解释

1. 突变(mutation) 是指基因组 DNA 中永久性的可遗传的序列改变。

2. 动态突变(dynamic mutation) 是指基因组内一些简单串联重复序列(如(CCG)ₙ、(CAG)ₙ、(CCTG)ₙ 等)的拷贝数在每次减数分裂或体细胞有丝分裂过程中发生的不稳定改变。动态突变可发生于基因的任何位置。

3. 重组修复(recombination repair) 又称"复制后修复"。这种 DNA 修复方式必须在 DNA 复制时进行,在不切除胸腺嘧啶二聚体的情况下,通过 DNA 复制过程中两条 DNA 链的重组交换而完成 DNA 的修复。

4. 移码突变(frameshift mutation) 基因编码区内缺失或增加的核苷酸数目不是 3 的倍数而造成的读框的移动。

5. 体细胞突变(somatic mutation) 是指发生在体细胞(而非种系细胞中的可遗传)的变异。

6. 多态性(polymorphism) 一般专指"遗传多态性",即同一群体中存在有 2 种或以上可变基因型的现象,每种基因型的频率应大于 1%。

7. SNP 即"单核苷酸多态性"(single nucleotide polymorphism),是指同一物种不同个体基因组 DNA 的等位序列上单个核苷酸存在差别的现象。

8. STR 即"短串联重复序列"(short tandem repeat),又称"微卫星 DNA",是指头尾衔接的,核心序列通常以 1 ~ 6 个核苷酸为单元的简单串联重复 DNA 序列。STR 在整个基因组中分布广且密度高。

(二) 选择题

【A1 型题】

1. E   2. A   3. B   4. E   5. D   6. B   7. A   8. E   9. C   10. B

11. A　　12. D　　13. D　　14. C　　15. A　　16. B　　17. E　　18. D　　19. A　　20. C
21. D　　22. E

【A2 型题】
23. D　　24. C

【B1 型题】
25. C　　26. D　　27. B　　28. C　　29. D　　30. E　　31. B　　32. A

(三) 简答题

1. 基因突变主要指基因组 DNA 分子在结构上发生的碱基对组成或序列的改变,通常只涉及某一基因的部分变化。一般可将基因突变分为静态突变和动态突变两大类。

静态突变包括点突变和片段突变。点突变是指 DNA 链中一个或一对碱基发生的改变,又可分为碱基置换和移码突变两种形式;片段突变是指 DNA 链中某些小片段的碱基序列发生缺失、重复或重排。

动态突变是串联重复的三核苷酸序列随世代的传递而拷贝数逐代累加的突变方式。

2. 生物体内存在着多种 DNA 修复系统。当 DNA 受到损伤时,在一定条件下,这些修复系统可以部分修正 DNA 分子的损伤,从而大大降低突变所引起的有害效应,保持遗传物质的稳定性。

紫外线引起的 DNA 损伤主要通过光复活修复、重组修复、切除修复等修复机制进行修复;电离辐射引起的 DNA 损伤通过超快修复、快修复和慢修复机制进行修复。

3. 多态性意即有两种或以上的存在形式。遗传多态性是指在同一种群中的某种遗传性状同时存在两种或以上不连续的变异体,或同一基因座上两个或以上等位基因共存的遗传现象。

遗传多态性既可以呈现为个体水平上表型遗传性状的多态性,亦可表现为细胞水平上染色体遗传的多态性和分子水平上基因组 DNA 遗传的多态性。其中,基因组 DNA 遗传多态性又包括限制性片段长度多态性(RFLP)、可变数目串联重复序列(VNTR)多态性、短串联重复序列(STR)多态性、单核苷酸多态性(SNP)等。

(宋土生　刘　雯)

第三章
基因突变的细胞分子生物学效应

一、学习目标

1. 掌握 分子病和遗传性酶蛋白病的基本概念；基因突变导致蛋白质功能改变的机制；基因突变引起性状改变的分子机制。
2. 熟悉 常见先天性代谢病发病的分子机制和主要临床表现。
3. 了解 无义介导的 mRNA 降解（NMD）机制。

二、习题

（一）名词解释
1. 先天性代谢缺陷
2. 分子病
3. 前导序列
4. 功能失去突变
5. 功能获得突变
6. 显性负效突变
7. 持家蛋白
8. 奢侈蛋白

（二）选择题
【A1 型题】

1. 下列有关基因突变与染色体畸变所引起的分子细胞生物学效应的描述，**错误**的是哪一项
   A. 基因突变改变了该基因所编码的多肽链的数量和质量
   B. 染色体畸变改变了相应基因所编码的多肽链的数量和质量
   C. 基因突变和染色体畸变所引发的分子细胞生物学效应完全相同
   D. 基因突变所引发的分子细胞生物学效应涉及面相对较小
   E. 染色体畸变所引发的分子细胞生物学效应涉及面相对较大
2. 基因突变对蛋白质所产生的影响**不包括**

    A. 影响活性蛋白质的生物合成　　　　　　B. 影响蛋白质的一级结构

    C. 改变蛋白质的空间结构　　　　　　　　D. 改变蛋白质的活性中心

    E. 影响蛋白质分子中肽键的形成

3. 基因突变的原发性损害是指

    A. 突变改变了蛋白质的一级结构,使其失去正常功能

    B. 突变改变了糖原的结构,使得糖原利用出现障碍

    C. 突变改变了脂肪的分子结构,使得脂肪动员受阻

    D. 突变改变了核酸的分子结构,使其不能传递给下一代

    E. 突变主要使蛋白质的亚基不能聚合

4. 有关结构基因的突变描述术语,**错误**的是

    A. 错位突变　　　　　　　B. 点突变　　　　　　　　C. 无义突变

    D. 终止密码突变　　　　　E. 插入突变

5. 代谢病与分子病,只是根据相应蛋白质的主要功能特性而进行的一种相对的划分,两者之间并无本质上的区别。因此,一般把这两类疾病通称为"生化遗传病"。下列哪一位学者被尊称为"生化遗传学之父"

    A. Linus Pauling(1901—1994)　　　　　B. Archibald Garrod(1857—1936)

    C. Robert Guthrie(1916—1995)　　　　　D. Christian de Duve(1917—2013)

    E. Frederick Sanger(1917—2013)

6. 白化病 I 型患者体内缺乏何种酶

    A. 葡糖 -6- 磷酸脱氢酶　　　　　　　　　B. 苯丙氨酸羟化酶

    C. 半乳糖激酶　　　　　　　　　　　　　D. 酪氨酸酶

    E. 尿黑酸氧化酶

7. 苯丙酮尿症(PKU)患者体内异常增高的物质是

    A. 黑色素　　　　　　　　　　　　　　　B. 酪氨酸

    C. 苯丙酮酸　　　　　　　　　　　　　　D. 精氨酸

    E. 肾上腺素

8. 下列有关苯丙酮尿症的描述,**不符合**的是

    A. 患者精神发育迟缓　　　　　　　　　　B. 患者的毛发和肤色较浅

    C. 患者的尿液有特殊臭味　　　　　　　　D. 患者的尿液含有大量的苯丙氨酸

    E. 患者的汗液有特殊臭味

9. 苯丙酮尿症的发病机制在于苯丙氨酸羟化酶缺乏导致

    A. 代谢底物堆积　　　　　　　　　　　　B. 代谢旁路产物堆积

    C. 代谢中间产物堆积　　　　　　　　　　D. 代谢终产物缺乏

    E. 代谢终产物堆积

10. 1 型半乳糖血症的发病机制是由于基因突变导致酶遗传性缺乏,造成

    A. 代谢底物堆积　　　　　　　　　　　　B. 代谢旁路产物堆积

    C. 代谢中间产物堆积　　　　　　　　　　D. 代谢终产物缺乏

    E. 代谢终产物堆积

11. 色氨酸加氧酶缺乏症的发病机制是由于基因突变导致

    A. 5- 羟色胺增多　　　　　　　　　　　　B. 色氨酸不能被吸收

C. 色氨酸吸收过多　　　　　　　　　　D. 烟酰胺生成过多

E. 代谢终产物堆积

【A2 型题】

12. 在各种分子医学研究的文献中,你会发现各家实验室在研究相关基因的 mRNA、编码蛋白的表达信息时,一般都以 β-actin 或 GADPH 为内参照。显然,β-actin 或 GADPH 属于一种

A. 持家基因(持家蛋白)　　　　　　　　B. 奢侈基因(奢侈蛋白)

C. 正常的原癌基因　　　　　　　　　　D. 正常的抑癌基因

E. 特殊的维生素

13. von Willebrand 病是一种常染色体显性遗传病,已知与之相关的 von Willebrand 因子(von Willebrand factor,vWF。基因定位于 12p13.31)存在多种突变形式。携带突变的人群比例约为 1/120,可出现损伤后出血不止的临床病理症状。临床病理分析表明,本病患者体内的 vWF 活性异常增高,使与血小板的结合能力相应增强。当机体受损出血时,血小板会因与 vWF 的强力结合而难以解离出来,以致不能够接触、依附于血管内皮而发挥其止血功能。vWF 突变属于

A. 突变导致蛋白功能下降　　　　　　　B. 突变导致蛋白功能增强

C. 突变导致蛋白获得新的功能　　　　　D. 突变蛋白抑制正常蛋白的功能

E. 突变蛋白异时或异位表达

14. 镰状细胞贫血是一种常染色体隐性遗传血红蛋白(Hb)病。患者因 β-肽链第 6 位的谷氨酸被缬氨酸所置换,正常血红蛋白的结构发生改变,使得椭圆形的红细胞变为镰刀状,以致发生溶血性贫血。此类突变属于

A. 功能失去突变　　　　　　　　　　　B. 功能获得突变

C. 获得新特性的突变　　　　　　　　　D. 显性负效突变

E. 异时或异位基因表达

15. 某女性患者,生长发育迟缓,精神发育迟缓,皮肤干燥伴有湿疹,尿液有霉臭味。经诊断发现,患者体内缺乏苯丙氨酸羟化酶。该酶的缺陷会导致

A. 代谢底物苯丙氨酸堆积　　　　　　　B. 代谢旁路产物苯丙酮酸堆积

C. 代谢中间产物尿黑酸堆积　　　　　　D. 代谢终产物乙酰乙酸缺乏

E. 代谢终产物乙酰乙酸反馈抑制减弱

16. 某男性患者,血液中皮质激素缺乏;刚出生时,其外生殖器正常或稍大,但很快就会体重迅速增长;出现阴毛、腋毛等一系列假性早熟现象。经诊断为先天性肾上腺皮质增生症。该病是由于体内缺乏

A. 酪氨酸酶　　　　　　　　　　　　　B. 21-羟化酶

C. 苯丙氨酸羟化酶　　　　　　　　　　D. 半乳糖 -1-磷酸尿苷酰转移酶

E. 丙酮酸脱羧酶

17. 在正常情况下,δ-氨基-γ-酮戊酸(δ-aminolevulinic acid,ALA)合酶催化甘氨酸与琥珀酰 CoA 生成 ALA,再转化为胆色素原(porphobilinogen,PBG);后者可在 PBG 脱氨酶作用下逐级合成血红素(heme)。急性间隙性卟啉症(acute intermittent porphyria,AIP)是由于 ALA 和胆色素原的大量合成和严重积聚所致的一种常染色体显性遗传病。本病是由于继发性损害导致的一类疾病。有关本病的描述,正确的是

A. 患者 ALA 合酶基因突变导致 ALA 合酶表达增强

B. 患者 ALA 合酶基因突变导致 ALA 合酶功能增强

  C. 患者 ALA 合酶基因突变导致 ALA 合酶表达减弱

  D. 患者 PBG 脱氨酶基因突变导致 PBG 脱氨酶功能增强

  E. 患者 PBG 脱氨酶基因突变导致 PBG 脱氨酶功能缺陷

18. 一例出生 45 天的女婴近几天出现恶心、呕吐、拒食、腹泻等消化道症状。体检发现该女婴有黄疸、肝脾大和白内障等临床表现。你的诊断意见是

  A. Lesch-Nyhan 综合征

  B. 半乳糖血症

  C. Hurler 综合征

  D. Wilson 病（肝豆状核变性）

  E. 脊髓性肌萎缩 I 型（spinal muscular atrophy type I，SMA1）

19. 一例患有血友病 B 的女性患者与一个表型正常的男子结婚，他们生育了一例既有血友病 B 又有先天性睾丸发育不全综合征的儿子。请问其子的异常核型和血友病 B 的来源为

  A. 异常核型为父源，血友病 B 为母源   B. 异常核型为母源，血友病 B 为父源

  C. 异常核型和血友病 B 均为父源   D. 异常核型和血友病 B 均为母源

  E. 以上均不对

【B1 型题】

（20 ~ 21 题共用备选答案）

  A. 原发性损害影响蛋白质合成   B. 继发性损害影响蛋白质合成

  C. 原发性损害导致蛋白结构异常   D. 继发性损害导致蛋白结构异常

  E. 原发性损害导致蛋白质细胞内运输异常

20. 2 型 Ehlers-Danlos 综合征患者的正常胶原分子上的赖氨酸不能被羟化而造成胶原分子间的连接障碍，本病是由于赖氨酸羟化酶的

21. β - 地中海贫血的部分原因是由于突变减少了正常 β - 珠蛋白的合成所致，这是由于突变导致 β - 珠蛋白的

（22 ~ 23 题共用备选答案）

  A. 功能失去突变   B. 功能获得突变   C. 获得新特性的突变

  D. 显性负效突变   E. 异时或异位基因表达

22. 镰状细胞贫血是由于 β - 珠蛋白链基因点突变形成具有聚集特性的异常血红蛋白，异常血红蛋白造成红细胞的镰状变形损伤，以致发生溶血性贫血。此类突变属于

23. 成骨不全 I 型患者的胶原蛋白由于突变致使螺旋区甘氨酸被其他氨基酸取代，从而影响整个胶原纤维的结构并致病。该致病突变属于

（24 ~ 25 题共用备选答案）

  A. 酶缺陷造成代谢底物的缺乏   B. 酶缺陷导致代谢终产物的堆积

  C. 酶缺陷导致代谢旁路的开放   D. 酶缺陷导致代谢终产物的缺乏

  E. 酶缺陷导致反馈调节失常

24. 苯丙酮尿症是因为

25. 先天性肾上腺皮质增生症是由于

（26～27题共用备选答案）

  A. 因 RNA 剪接突变导致蛋白合成异常的原发性损害

  B. 因突变导致蛋白结构改变而引起的原发性损害

  C. 因突变导致前导序列改变而引起细胞内转运的原发性损害

  D. 因蛋白修饰酶突变导致其底物蛋白产生细胞内转运的继发性损害

  E. 因蛋白修饰和加工过程缺陷导致蛋白结构的继发性损害

26. 溶酶体酸性水解酶异常分泌会导致包涵体（inclusion body）细胞病，该病属于

27. 甲基丙二酸尿症是由于机体内甲基丙二酰辅酶 A 羧基变位酶缺乏，造成甲基丙二酸在线粒体内的堆积所致。导致本病的甲基丙二酸酶 A 变位酶缺陷属于

（三）简答题

1. 基因突变如何导致蛋白质功能的改变？

2. 酶缺陷如何引发各种代谢紊乱并导致疾病？

3. 简述典型的苯丙酮尿症（classic PKU）发病的分子机制及主要临床表现。

三、参考答案

（一）名词解释

1. 先天性代谢缺陷（inborn error of metabolism）　或称"先天性代谢病"，现多称为"酶蛋白病"（enzymopathy）。意即由结构基因突变所引起的酶分子组成与结构的改变，或由调控基因突变所导致的酶合成异常，造成相关代谢过程的障碍或代谢程序的紊乱。

2. 分子病（molecular disease）　是指由于基因或 DNA 分子的缺陷，致使细胞内 RNA 及蛋白质合成出现异常、人体结构与功能随之发生变异的疾病。血红蛋白病是研究得最为深入的分子病。

3. 前导序列（leader sequence）　统指蛋白质的一段 N- 端短序列。具有启动通透膜的作用。例如，某些由细胞核基因编码的线粒体蛋白，在其多肽链 N- 端均含有一段可被线粒体膜受体识别的特殊氨基酸序列，为线粒体蛋白转运所必需。

4. 功能失去突变（loss of function mutation）　即导致蛋白质丢失原有功能的基因突变。是最常见的基因突变或基因缺失影响蛋白质功能的表现形式。位于编码区的无义突变、移码突变等大都可能导致蛋白质正常功能的丧失。

5. 功能获得突变（gain of function mutation）　即导致蛋白质获得原先没有功能的基因突变。是最少见的基因突变改变蛋白质功能的表现形式。

6. 显性负效突变（dominant negative mutation；dominant negative effect）　是指基因的突变产物能抑制野生型基因产物功能的基因突变。在一对等位基因中，如果其中一个等位基因突变，另一个等位基因正常，即使突变基因的功能完全丧失，理论上仍应保留一半的功能。但在某种情况下，突变蛋白不仅自身没有生理功能，还会影响另一个正常蛋白发挥其生理功能，这种由蛋白质相互作用产生的干涉现象即为显性负效突变。

7. 持家蛋白（housekeeping protein）　为维持细胞的基本生命活动所需而时刻都有表达的蛋白质。持家基因编码产生持家蛋白。

8. 奢侈蛋白（luxury protein）　现多称为"特种蛋白（speciality protein）"或"组织特异性蛋白（tissue-specific protein）"，是指特定类型细胞中为其执行特定功能的蛋白质。如红细胞中的血红蛋白，胰岛细胞中的胰岛素。奢侈基因编码产生奢侈蛋白。

（二）选择题

【A1 型题】

1. C　　2. E　　3. A　　4. A　　5. B　　6. D　　7. C　　8. D　　9. B　　10. C

11. B

【A2 型题】

12. A　　13. B　　14.C　　15. B　　16. B　　17. E　　18. B　　19. D

【B1 型题】

20. D　　21. A　　22. C　　23. D　　24. C　　25. E　　26. D　　27. C

（三）简答题

1. 无论基因突变还是染色体畸变，它们对蛋白质产生的影响主要通过：①影响 mRNA 和蛋白质的合成；②影响蛋白质的结构；③影响蛋白质在细胞中的定位；④影响蛋白质亚基的聚合；⑤影响辅基或辅因子与蛋白质的结合；⑥影响蛋白质的稳定性。

2. 人体内的代谢反应过程中，几乎每一步都需要在酶的催化下才能正常进行。如果编码酶的基因突变导致酶缺陷或酶活性的异常，进而影响相应的生化反应，造成代谢紊乱，从而引发各种先天性代谢病。具体来说，酶缺陷可导致下列代谢异常：①膜转运酶缺陷；②中间产物堆积；③代谢底物堆积；④代谢旁路产物堆积；⑤代谢终产物缺乏或减少；⑥反馈抑制减弱等。

3. 由于编码苯丙氨酸羟化酶的基因突变导致苯丙氨酸羟化酶遗传性缺乏，使得苯丙氨酸的主要代谢途径受阻，不能转变生成酪氨酸而在血中累积。过量的苯丙氨酸进入旁路代谢，经转氨酶催化生成苯丙酮酸，再经氧化、脱羧产生苯乳酸和苯乙酸等旁路副产物，从而引起一系列的表型反应：①旁路副产物可抑制酪氨酸酶，使得酪氨酸生成黑色素的代谢途径受到影响，故患者皮肤、毛发及视网膜颜色较浅；②旁路副产物通过抑制 5- 羟色胺脱羧酶和 L- 谷氨酸脱羧酶的活性，使得 5- 羟色胺和 γ- 氨基丁酸的生成减少，从而导致脑发育障碍；③旁路副产物有特殊的臭味，并可随尿和汗液排出，使尿和汗液呈腐臭味。

（顾鸣敏）

第四章

单基因病的遗传

一、学习目标

1. 掌握　系谱的常用符号、系谱绘制及系谱分析；各类单基因病的特征；外显率；表现度；延迟显性；携带者；近亲婚配；交叉遗传。

2. 熟悉　选样偏倚；假常染色体遗传；亲本印记；遗传异质性；基因多效性；生殖腺嵌合体；动态突变；X- 染色体失活。

3. 了解　完全显性；不完全显性；共显性；全男性传递；限性遗传；从性遗传；拟表型；临床上常见的单基因病。

二、习题

(一) 名词解释

1. 单基因病

2. 家系图

3. 先证者

4. 携带者

5. 亲缘系数

6. 半合子

7. 交叉遗传

8. 亲本印记

9. 遗传异质性

10. 基因座异质性

11. 等位基因异质性

12. 临床(表型)异质性

13. 外显率

14. 表现度

15. 延迟显性

16. 从性遗传

17. 限性遗传

18. 拟表型

19. 种系(生殖腺)嵌合体

(二) 选择题

【A1 型题】

1. 下列哪一项亲属**不属于**某个个体的二级亲属

　A. 父、母　　　　　　　　B. 祖父、祖母　　　　　　C. 外祖父、外祖母

　D. 叔、伯、姑　　　　　　E. 舅、姨

2. 在进行遗传病家系系谱分析时,第一个就诊或被发现的患病(或具有某种性状的)成员称为

　A. 受累者　　　　　　　　B. 先证者　　　　　　　　C. 患者

　D. 携带者　　　　　　　　E. 顿挫型(forme fruste)

3. 在 X 连锁隐性遗传病(XR)中,患者的基因型最多的是

　A. XX　　　　　　　　　　B. XX^a　　　　　　　　　C. X^aX^a

　D. XY　　　　　　　　　　E. X^aY

4. 在临床上所观察到的常染色体隐性遗传病(AR)家系中,常常出现患者人数占其同胞人数的比例高于理论上的 1/4 的现象,这是由于

　A. 完全确认　　　　　　　B. 完全外显　　　　　　　C. 延迟显性

　D. 隔代遗传　　　　　　　E. 选择偏倚

5. 在 X 连锁显性遗传病(XD)中,女性患者的病情通常较轻。这是因为

　A. 从性遗传　　　　　　　B. 遗传异质性　　　　　　C. 不规则显性遗传

　D. 假常染色体遗传　　　　E. X 染色体随机失活

6. 由于环境因素的作用使得个体产生的表型恰好与某一特定基因所产生的表型相同或相似,这种由环境因素引起的表型称为

　A. 拟表型　　　　　　　　B. 顿挫型(forme fruste)　　C. 不完全外显

　D. 遗传异质性　　　　　　E. 表现度变异

7. Huntington 基因第 1 外显子存在(CAG)n 重复,重复次数 35 以内表现为正常,超过 35 次就可能导致 Huntington 病的发生,这种由(CAG)n 重复次数改变引发疾病的机制称为

　A. 错义突变　　　　　　　B. 无义突变　　　　　　　C. 移码突变

　D. 动态突变　　　　　　　E. 重复突变

8. 位于常染色体上的基因,由于受到性别的影响而显示男女表型分布比例的差异或基因表达程度上的差异,称为

　A. 从性遗传　　　　　　　B. 限性遗传　　　　　　　C. 外显不全

　D. 延迟显性　　　　　　　E. 表现度变异

9. 一对夫妇,丈夫的母亲为红绿色盲(X-连锁隐性遗传,XR),妻子的父亲为红绿色盲,他们生育红绿色盲儿子的概率是

　A. 0　　　　　　　　　　　B. 1/4　　　　　　　　　　C. 1/2

　D. 3/4　　　　　　　　　　E. 1

10. 一例白化病(常染色体隐性遗传,AR)患者与一个表型正常的个体结婚后,生育了一例同样罹患白化病的女儿,第 2 个孩子患白化病的风险为

A. 1 　　　　　B. 1/2 　　　　　C. 1/4

D. 3/4 　　　　　E. 1/3

11. 两个杂合发病的短指（趾）症（常染色体显性遗传，AD）患者结婚，他们的后代患短指（趾）症的概率是

A. 1 　　　　　B. 1/2 　　　　　C. 1/4

D. 3/4 　　　　　E. 1/3

12. 多指（趾）症属常染色体不规则显性遗传病，外显率为 80%，一例杂合子患者与一个正常个体结婚生下多指（趾）症患者的概率为

A. 1/5 　　　　　B. 1/4 　　　　　C. 2/5

D. 1/2 　　　　　E. 2/3

13. 一对非近亲婚配的夫妻表型正常，婚后生育了一例患有白化病的女儿。后来又生育了一个表型正常的女儿，这个女孩为白化病致病基因携带者的概率是

A. 0 　　　　　B. 1/4 　　　　　C. 1/2

D. 2/3 　　　　　E. 3/4

14. 一个男人为常染色体隐性遗传性（AR）耳聋 1A 型患者，与一个因链霉素而致聋的女性结婚，所生子女发生聋哑的概率最可能是

A. 0 　　　　　B. 1/8 　　　　　C. 1/4

D. 1/2 　　　　　E. 2/3

15. 一对非近亲婚配的夫妻表型均正常，婚后生育的 2 个孩子均患有短指（趾）症（常染色体显性遗传，AD），最可能的机制是

A. 动态突变 　　　　　B. 隔代遗传 　　　　　C. 延迟显性

D. 遗传异质性 　　　　　E. 生殖腺嵌合体

16. 父亲为 A 型血型，母亲为 B 型血型，生育了一个 O 型血型的女儿。他们的下一个孩子为 O 型血型的概率为

A. 0 　　　　　B. 1/4 　　　　　C. 1/2

D. 3/4 　　　　　E. 1

17. DMD（假性肥大型肌营养不良）为 X- 连锁隐性遗传病（XR）。临床上有一例男性患者，他的哪一位亲属**不存在**因遗传患病的可能

A. 同胞兄弟 　　　　　B. 姨表兄弟 　　　　　C. 舅舅

D. 姑表兄弟 　　　　　E. 外甥

18. 一位女性的哥哥和舅父患红绿色盲，该致病基因来源于

A. 该女性的父亲 　　　　　B. 该女性的外祖父 　　　　　C. 该女性的外祖母

D. 该女性的祖母 　　　　　E. 该女性的祖父

19. 近亲结婚可以显著提高哪一种遗传病的发病率

A. 常染色体显性遗传病（AD） 　　　　　B. 常染色体隐性遗传病（AR）

C. X- 连锁显性遗传病（XDR） 　　　　　D. X- 连锁隐性遗传病（XR）

E. Y- 连锁遗传病

20. 遗传性副神经节瘤是一种常染色体显性遗传病（AD），当后代遗传了父亲的致病基因时会发病，而遗传了母亲的致病基因则不会发病。这种现象称为

A. 从性遗传 　　　　　B. 限性遗传 　　　　　C. 遗传印记

　　D. 表现度变异　　　　　　E. 不规则显性

【A2 型题】

21. 某男性患者,因骨骼发育畸形就诊。临床检查发现该患者指(趾)骨的发育异常甚至缺失,DNA 序列分析发现其 *IHH* 基因发生突变。上述检测结果提示,该患者可能罹患

　　A. 多指(趾)症　　　　B. 并指(趾)症　　　　C. 短指(趾)症

　　D. 软骨发育不全　　　E. 成骨发育不全

22. 某女性患儿,因骨骼发育畸形就诊,曾怀疑为佝偻病而补充过维生素 D 和钙,但症状并未缓解。临床检查发现该患儿血磷水平低、碱性磷酸酶活性增高,但不表现出抽搐和低钙血症。对患儿双亲的检测发现,其母也存在低磷酸盐血症,但没有明显的骨骼变化。上述检测结果提示该患儿可能患

　　A. Marfan 综合征　　　　　　　　B. 软骨发育不全

　　C. 成骨发育不全　　　　　　　　D. 抗维生素 D 佝偻病

　　E. Duchenne 型肌营养不良

23. 某男性患儿,2.5 岁,因右膝关节肿大就诊。门诊临床检查发现,患儿右膝关节肿大、体表有多处淤青,怀疑其患有凝血异常。临床检测发现,患儿活化部分凝血活酶时间(APTT)延长,凝血酶原时间(PT)正常;凝血因子活性测定发现,其 F Ⅷ c 降低、F Ⅸ c 正常、F Ⅺ c 正常。上述检测结果提示,该患者可能罹患

　　A. 血友病 A　　　　　　　　　　B. 血友病 B

　　C. 血管性血友病　　　　　　　　D. 维生素 K 缺乏症

　　E. 弥散性血管内凝血

24. 某高中男生,16 岁,因高度近视到门诊检查视力,准备配近视镜。临床检查发现其近视是由于晶状体半脱位引起。另外,门诊医生注意到该男生伴有身体瘦高、四肢细长,手指长且纤细,指关节松弛等症状。上述检测结果提示,男生可能罹患

　　A. 高度近视　　　　　　　　　　B. 软骨发育不全

　　C. 成骨发育不全　　　　　　　　D. Marfan 综合征

　　E. 视网膜母细胞瘤

25. 某男性患者,19 岁,因骨折急诊就诊。门诊医生向其亲属问询时发现,患者的父亲听力不佳,而且巩膜呈蓝色。上述检测结果提示,该家族中可能存在

　　A. 高度近视　　　　　　　　　　B. 软骨发育不全

　　C. 成骨发育不全　　　　　　　　D. Marfan 综合征

　　E. 视网膜母细胞瘤

26. 某女性患者,39 岁,因越来越无法控制自身动作就诊。问诊发现该患者早期出现不规则的面部抽动,现在已发展为无规律的舞蹈样动作且无法控制。进一步检查发现,患者存在焦虑、抑郁等精神症状,并伴有智力衰退等症状。上述检测结果提示,该女性患者可能罹患

　　A. 癫痫　　　　　　　　　　　　B. 帕金森病

　　C. Huntington 病　　　　　　　　D. 阿尔茨海默病

　　E. 脊髓小脑性共济失调 Ⅰ 型

27. 某男性患儿,6 岁,因步行不良而前来就诊。临床检查发现,患儿足尖走路、步态不稳,且不能跑跳;从仰卧位起立时,具有典型的 Gowers 征;血清学检查发现,其血清肌酸激酶(CK)含量远高于正常儿童。上述检测结果提示,该患儿可能罹患

A. Marfan 综合征　　　　　　　　　　B. 软骨发育不全

C. 成骨发育不全　　　　　　　　　　D. Duchenne 型肌营养不良（DMD）

E. 脊髓小脑性共济失调 Ⅰ 型

28. 某女性患者,35 岁,因行走困难就诊。临床检查发现,患者有步态不稳,语言不清,吞咽困难,上肢共济失调,以及舞蹈样动作等临床症状。上述检测结果提示,该患者可能罹患

A. 癫痫病　　　　　　　　　　　　　B. 帕金森病

C. Huntington 病　　　　　　　　　　D. 阿尔茨海默病

E. 脊髓小脑性共济失调 Ⅰ 型

【B1 型题】

（29 ~ 31 题共用备选答案）

A. 仅男性发病　　　　　　　　　　　B. 仅女性发病

C. 男性患者多于女性患者　　　　　　D. 女性患者多于男性患者

E. 男女患者人数均等

29. 常染色体显性遗传病（AD）的发病特点是

30. X- 连锁显性遗传病（XD）的发病特点是

31. X- 连锁隐性遗传病（XR）的发病特点是

（32 ~ 36 题共用备选答案）

A. 0　　　　　　　　B. 1/4　　　　　　　　C. 1/2

D. 2/3　　　　　　　E. 3/4

32. 两个先天性聋哑患者结婚,生育了一个正常的孩子。他们的第 2 个孩子罹患先天性聋哑的概率是

33. 一例先天性聋哑患者的正常同胞是致病基因携带者的概率为

34. 一例白化病患者与表型正常的个体结婚,生育了一个白化病患儿。他们再生育的孩子罹患白化病的概率为

35. 一对表型正常的夫妇连生 2 例白化病患儿。他们再生育正常儿子的概率为

36. 一例白化病患者与表型正常的个体结婚,预期后代是携带者的概率为

（37 ~ 41 题共用备选答案）

A. 0　　　　　　　　B. 1/4　　　　　　　　C. 1/2

D. 2/3　　　　　　　E. 1

37. 一种罕见的 X- 连锁显性遗传病（XD）,人群中女性患者占患者总数的

38. 一位男子患红绿色盲,其堂弟患红绿色盲的概率为

39. 一位母亲为红绿色盲的男性,与一位父亲为红绿色盲的女性结婚,他们的女儿罹患红绿色盲的概率为

40. 一位男性和他的舅舅均患有红绿色盲,其外祖母携带红绿色盲致病基因的概率为

41. 一位女性的弟弟为红绿色盲患者,她的儿子罹患红绿色盲的概率为

（42 ~ 45 题共用备选答案）

A. 常染色体显性遗传病（AD）　　　　B. 常染色体隐性遗传病（AR）

　　C. X- 连锁显性遗传病（XD）　　　　　　D. X- 连锁隐性遗传病（XR）

　　E. Y- 连锁遗传病

42. 一种单基因病，男女均可发病且出现男→男传递的现象，属于

43. 一种单基因病，女性患者远多于男性患者，属于

44. 一种单基因病，系谱显示连续传递的现象且女性患者病情严重程度不一，但均较男性患者轻，属于

45. 一种单基因遗传病，群体中绝大多数患者为男性，属于

（三）简答题

1. 简述系谱分析的作用。

2. 为什么临床上对常染色体隐性遗传病（AR）患者同胞发病风险的统计常常高于预期的 1/4？

3. 举例说明什么是假常染色体遗传？

4. 为什么某些常染色体显性遗传病（AD）的家系会因隔代遗传出现不连续传递的现象？

5. 如何解释某些 X- 连锁隐性遗传病（XR）患者的母亲却出现相应的临床病理症状的现象？

三、参考答案

（一）名词解释

1. 单基因病（monogenic disorder；single-gene disorder）　是指由一对等位基因控制而发生的遗传病。

2. 家系图（pedigree chart；family tree）　即从先证者开始，依据家庭有关的信息，用特定的系谱符号绘制的描述家庭结构、家庭关系、成员间遗传学关系或高发疾病的联系及重要事件等的图解。

3. 先证者（proband）或称"指引病例（index case）"，是指系谱中第一个就诊或被发现的患病（或具有某种性状的）成员。

4. 携带者（carrier）　是指带有隐性致病基因，本身不发病，但可将隐性致病基因遗传给后代的个体（杂合子）。

5. 亲缘系数（coefficient of relationship）　即两个近亲个体在某一基因座上具有相同基因的概率。

6. 半合子（hemizygote）　是指只存在于一条同源染色体上，而不是成对出现的基因或个体（男性）。男性只有一条 X 染色体，其 X 染色体上的基因不是成对存在，在 Y 染色体上缺少相对应的等位基因，故称为半合子。

7. 交叉遗传（criss-cross inheritance）　是性连锁基因特有的遗传现象。男性的 X 染色体及其连锁的基因只能源于母本，将来又只能传递给女儿，一般不存在"男→男"传递的现象。

8. 亲本印记（parental imprinting）　意即来自双亲的某些同源染色体或等位基因存在着功能上的差异，不同性别的亲本传递给子代的同一染色体或等位基因发生表观遗传修饰时，可以引起不同的表型形成。

9. 遗传异质性（genetic heterogeneity）　是指一种遗传性状可以由多个不同的遗传改变所引起。遗传异质性又可分为基因座异质性、等位基因异质性和表型（临床）异质性。

10. 基因座异质性（locus heterogeneity）　是指同一种遗传病可由不同基因座的基因突变引起。

11. 等位基因异质性（allelic heterogeneity）　或称"突变异质性（mutational heterogeneity）"，是指某一种遗传病可由同一个基因座上的不同突变引起。

12. 临床（表型）异质性（clinical heterogeneity；phenotypic heterogeneity）　是指同一个基因的不同突变可能产生截然不同的表型（疾病）的现象。

13. 外显率（penetrance）　是指在一定环境条件下，群体中某一基因型个体表现出相应表型的百分率。外显率等于 100% 时，称为完全外显；低于 100% 时，则为不完全外显或外显不全。

14. 表现度（expressivity）　是指在不同遗传背景和环境因素的影响下，相同基因型的个体在性状或疾病的表现程度上产生的差异。

15. 延迟显性（delayed dominance）　意即某些带有显性致病基因的杂合子（Aa）在生命的早期，致病基因并不表达或表达不足，没有引起明显的临床表现；致病基因的作用只有达到一定的年龄后才表达出来，使得个体表现出相应的疾病临床症状。

16. 从性遗传（sex-influenced inheritance）　是指位于常染色体上的基因，由于受到性别的影响而显示出男女表型分布比例的差异或基因表达程度的差异。

17. 限性遗传（sex-limited inheritance）　是指位于常染色体上的基因，由于基因表达的性别限制，只在一种性别表现，而在另一种性别则完全不能表现，但这些基因均可遗传给下一代。

18. 拟表型（phenocopy）　是指由于环境因素的作用使得个体产生的表型恰好与某一特定基因型所产生的表型相同或相似的现象。

19. 种系（生殖腺）嵌合体（germline mosaic；gonadal mosaic）　是指一个个体的生殖腺细胞不是纯合的，而是由遗传组成不同的细胞系嵌合构成的。

（二）选择题

【A1 型题】

1. A　　2. B　　3. E　　4. E　　5. E　　6. A　　7. D　　8. A　　9. C　　10. B
11. D　　12. C　　13. D　　14. A　　15. E　　16. B　　17. D　　18. C　　19. B　　20. C

【A2 型题】

21. B　　22. D　　23. A　　24. D　　25. C　　26. C　　27. D　　28. E

【B1 型题】

29. E　　30. D　　31. C　　32. A　　33. D　　34. C　　35. E　　36. C　　37. D　　38. A
39. C　　40. E　　41. B　　42. A　　43. C　　44. C　　45. D

（三）简答题

1. 根据系谱，可以对家系进行回顾性分析，以便确定所发现的某一疾病或性状在该家族中是否有遗传因素的作用及其可能的遗传方式；还可以通过系谱分析对某一遗传病家系进行前瞻性遗传咨询，评估某一个家庭成员的患病风险或再现风险。

2. 这是由于选择偏倚造成的。在常染色体隐性遗传病（AR）家系中，一对夫妇都是携带者，只有子女中有 1 个以上患病者的家庭才会被确认，而无患病子女的家庭将被漏检，称为不完全确认或截短确认。

3. Leri-Weill 软骨骨生成障碍（OMIM #127300）是一种显性遗传的骨骼发育异常，其致病基因是位于假常染色体区 Xp22.33 的 *SHOX* 基因和 Yp11.2 的 *SHOXY* 基因。在男性患者精子发生的减数分裂过程中，位于 X 和 Y 染色体假常染色体区的基因可以发生重组，导致 X 染色体上突变的 *SHOX* 基因交换到 Y 染色体的同源区段上，并传递给男性后代，出现类似于常染色体显性的男 - 男传递现象。

4. 这是由于这些遗传病的不完全外显造成的。外显率是指在一定环境条件下,群体中某一基因型个体表现出相应表型的百分率,外显率低于 100% 时则为不完全外显或外显不全。在这类家系中,部分携带有致病基因的杂合子个体由于遗传背景或内外环境因素的作用,没有表现出相应的病理表型,不发病而成为顿挫型,系谱中由于顿挫型的存在就会出现隔代遗传的现象。

5. Lyon 假说认为,女性的两条 X 染色体在胚胎发育早期有一条随机失活,意即 X 染色体失活或 Lyon 化,故女性体细胞的两条 X 染色体只有一条在遗传上是有活性的。对 X- 连锁隐性遗传病(XR)而言,一些女性杂合子携带者会由于携带正常基因的 X 染色体 Lyon 化过多,而表现出某些较轻的临床症状,这种现象称为显示杂合子。

(陈　峰)

第五章

多基因病的遗传

一、学习目标

1. 掌握　多基因遗传、质量性状、数量性状、微效基因、主基因、易感性、易患性、阈值、遗传率等概念；质量性状与数量性状遗传的特点；遗传率的意义及其适用范围。

2. 熟悉　多基因病的遗传率估算方法及其适用人群；Falconer 和 Holzinger 公式；再现风险评估的 Edwards 公式及其适用范围。

3. 了解　影响多基因病的再现风险因素。

二、习题

(一) 名词解释

1. 质量性状
2. 数量性状
3. 易感性
4. 易患性
5. 加性效应
6. 回归现象
7. 遗传率
8. 一致性

(二) 选择题

【A1 型题】

1. 多基因病的特点是

    A. 发病率大多低于 0.1%　　　　　　B. 无明显家族倾向

    C. 患者同胞中发病率远低于单基因病　D. 有多个基因参与疾病的发生

    E. 通常遗传因素发挥的作用微小

2. 一种多基因病的群体易患性平均值与阈值的关系是

    A. 群体易患性平均值与阈值越近，表明易患性高，阈值低，群体患病率高

  B. 群体易患性平均值与阈值越近,表明易患性低,阈值低,群体患病率高

  C. 群体易患性平均值与阈值越近,表明易患性高,阈值高,群体患病率低

  D. 群体易患性平均值与阈值越近,表明易患性低,阈值低,群体患病率低

  E. 群体易患性平均值与阈值越近,表明易患性高,阈值高,群体患病率高

  3. 精神分裂症属于多基因病,群体发病率为 0.0016,遗传率为 80%,由此计算得到患者一级亲属的复发风险为

  A. 0.04   B. 0.016   C. 0.004

  D. 0.01   E. 0.001

  4. 对多基因病而言,后代发病风险的估计与下列哪一个因素**无关**

  A. 群体发病率   B. 孕妇年龄   C. 家庭患病人数

  D. 病情严重程度   E. 遗传率

  5. 在多基因病中,患者一级亲属发病率近似于群体发病率的平方根时,群体发病率和遗传率多为

  A. 0.1% ~ 1%,70% ~ 80%   B. 0.1% ~ 1%,40% ~ 50%

  C. 1% ~ 10%,70% ~ 80%   D. 1% ~ 10%,40% ~ 50%

  E. < 1%,< 40%

  6. 关于多基因遗传方式的特点,下列哪种说法**不正确**

  A. 两个极端变异的个体杂交后,子一代都是中间类型

  B. 两个中间类型的子一代杂交后,子二代大部分亦是中间类型

  C. 在一个随机杂交的群体中,变异范围广泛

  D. 多基因遗传性状是环境因素和遗传基础共同作用的结果

  E. 随机杂交的群体中,不会产生极端个体

  7. 当一种多基因病的群体发病率具有性别差异时,群体发病率高的性别一方的易患性阈值

  A. 极高   B. 低   C. 高

  D. 极低   E. 不变

  8. 随着亲属级别降低,多基因病的发病风险

  A. 亲属级别每降一级,发病风险降 1/2   B. 不变

  C. 增高   D. 显著降低

  E. 稍有降低

  9. 下列哪一种疾病的遗传率最小

  A. 囊性纤维化   B. 脊柱裂   C. 唇裂 / 腭裂

  D. 腮腺炎   E. 先天性心脏病

  10. 在多基因病中,如果患者的病情严重,则该家庭的再现风险

  A. 低   B. 无变化   C. 增高

  D. 非常低   E. 非常高

【A2 型题】

  11. 癫痫是一种多基因遗传病,遗传率约为 70%。在我国,癫痫的发病率约为 0.36%。一对表型正常的夫妇结婚后,头胎孩子因罹患癫痫而夭折。如果他们再次生育,子代罹患癫痫的风险为

  A. 70%   B. 60%   C. 6%

D. 0.6%　　　　　　　　　　E. 0.36%

12. 先天性巨结肠症是一种多基因病,女性发病率为男性的 4 倍。在 2 个家庭中,一个家庭生了一个女患,一个家庭生了一个男患。当这 2 个家庭分别再生育时,哪一个家庭的再现风险更高

A. 生男患的家庭　　　　　　　　B. 生女患的家庭

C. 无法预测　　　　　　　　　　D. 2 个家庭都高

E. 2 个家庭都不高

13. 先天性幽门狭窄是一种多基因病,群体中男性发病率为 0.005,女性发病率为 0.001。下列哪一种情况下,子女的再现风险高

A. 男患的儿子　　　　　　　　　B. 男患的女儿

C. 女患的儿子　　　　　　　　　D. 女患的女儿

E. 女患的儿子及女儿

14. 唇裂合并腭裂的遗传率为 76%。在我国,该病的发病率约为 0.17%,患者的一级亲属的再现风险约为

A. 1/2　　　　　　　B. 1/4　　　　　　　C. 40%

D. 4%　　　　　　　E. 0.4%

【B1 型题】

(15 ~ 16 题共用备选答案)

A. 由环境决定

B. 由主基因决定

C. 由 2 对或以上微效基因决定,具有加性效应

D. 基因型和表型之间的对应关系明显

E. 由一对显性基因决定

15. 数量遗传的特征是

16. 质量遗传的特征是

(17 ~ 21 题共用备选答案)

A. Falconer 公式　　　　　　　　B. Holzinger 公式

C. Edwards 公式　　　　　　　　D. Carter 效应

E. Galton 理论

17. 数量性状在遗传过程中子代将向群体的平均值靠拢的现象符合

18. 多基因遗传病的发病上存在性别差异时,则其亲属的再现风险符合

19. 已知先证者亲属的患病率和一般人群的患病率,计算遗传率的公式是

20. 通过单卵双生和二卵双生的患病率一致率而计算遗传率的公式为

21. 当群体患病率在 0.1% ~ 1%,遗传率在 70% ~ 80% 之间,计算患者的一级亲属的再现风险可以利用

(三) 简答题

1. 简述多基因遗传的特点

2. 简述群体易患性分布的特征。群体的易患性分布、阈值和发病率三者之间有什么关系?

3. 在估计多基因病的发病风险时应考虑哪些因素? 为什么?

4. 比较质量性状和数量性状的异同点。

三、参考答案

(一)名词解释

1. 质量性状(qualitative trait;qualitative character) 是指由一对或几对基因控制,不易受环境影响,表现为非连续变异的性状。质量性状呈单基因遗传方式。

2. 数量性状(quantitative trait;quantitative character) 是指由多个基因控制,易受环境影响,呈现连续变异的性状。数量性状呈多基因遗传方式。

3. 易感性(susceptibility) 即遗传因素决定一个个体罹患多基因病的风险。

4. 易患性(liability) 是指遗传因素和环境因素共同作用,决定个体罹患某种多基因病的风险。即易感性 + 环境因素 = 易患性。

5. 加性效应(additive effect) 是指多基因病常由多对微效基因控制,多对微效基因的作用积累之后,可以形成明显的生物学效应。

6. 回归现象(regression) 是指数量性状在遗传过程中,子代将向群体的平均值靠拢的现象。

7. 遗传率(heritability) 即在多基因病形成的过程中,遗传因素的贡献大小。遗传率分为广义遗传率和狭义遗传率。

8. 一致性(concordance) 用于形容两个亲属①均表现有某种质量性状;②均表现有某种数量性状。相对于不一致性(discordance)。

(二)选择题

【A1 型题】

1. D 2. A 3. A 4. B 5. A 6. E 7. B 8. D 9. D 10. C

【A2 型题】

11. C 12. A 13. C 14. D

【B1 型题】

15. C 16. D 17. E 18. D 19. A 20. B 21. C

(三)简答题

1. 多基因遗传方式具有以下特点:①发病有家族聚集倾向,但无明显的遗传方式;②发病率有种族或民族差异;③近亲婚配时,子女的发病风险也增高。④患者双亲与患者同胞、子女的亲缘系数相同,有相同的发病风险;⑤随亲属级别的降低,患者亲属发病风险迅速下降。

2. 易患性在群体中呈正态分布。多基因病的易患性阈值与平均值距离越近,其群体易患性的平均值越高,阈值越低,则群体的发病率也越高。反之,两者距离越远,其群体易患性平均值越低,阈值越高,则群体的发病率越低。

3. 在估计多基因病的发病风险时,应考虑的因素包括:

(1)疾病的遗传率和一般群体发病率与发病风险:当某一种基因的遗传率在 70% ~ 80%,群体发病率在 0.1% ~ 1% 时,患者一级亲属发病风险可利用 Edwards 公式。

(2)多基因的加性效应和再现风险:①患者数:某个家族中患病的人数愈多,则发病风险愈高;②病情严重程度:所生患儿的病情越严重,同胞的发病风险越高。

(3)发病率的性别差异与发病风险:发病率低的性别一方阈值高,一旦患病,其子女发病风险高;反之,发病率高的性别一方阈值低,一旦患病,其子女的发病风险低。

4. 质量性状和数量性状的共同之处在于:都有一定的遗传基础,常表现有家族聚集性。

不同之处在于:单基因遗传性状是由一对等位基因决定,遗传方式较为明显,有显性或隐性之分。群体变异曲线为不连续分布,呈2～3个峰,表现为质量性状,表型和基因型对应明显,显性和隐性表型比例按1/2或1/4规律遗传。

多基因遗传性状由多对微效基因和环境因素共同决定的,遗传方式不明确。群体变异曲线呈单峰正态分布,表现为数量性状。

（王　键）

第六章
群 体 遗 传

一、学习目标

1. 掌握 Hardy-Weinberg 平衡定律及其应用;影响遗传平衡的因素;基因频率与基因型频率的计算;群体、亲缘系数、近婚系数、适合度等基本概念。
2. 熟悉 DNA 多态现象;连锁不平衡及应用。
3. 了解 近亲婚配的危害;亲缘系数和近婚系数的计算。

二、习题

(一) 名词解释
1. 群体遗传学
2. 连锁不平衡
3. 近婚系数
4. 适合度
5. 遗传漂变

(二) 选择题

【A1 型题】

1. 下列处于遗传平衡状态的群体是

    A. AA:0.20 ;Aa:0.60 ;aa:0.20   B. AA:0.25 ;Aa:0.50 ;aa:0.25

    C. AA:0.30 ;Aa:0.50 ;aa:0.20   D. AA:0.50 ;Aa:0 ;aa:0.50

    E. AA:0.75 ;Aa:0.25 ;aa:0

2. 在对一个 50 700 例个体居住的社区进行遗传普查时,发现了 3 例苯丙酮尿症患儿。由此可知这个群体的苯丙酮尿症致病基因频率为

    A. 1/16 900   B. 1/65   C. 1/130

    D. 1/260   E. 1/1300

3. 舅外甥女之间,X-连锁基因的近婚系数为

    A. 0   B. 1/8   C. 1/16

D. 1/64   E. 1/4

4. 对于 X- 连锁基因,姨表兄妹之间的近婚系数为

    A. 1/16   B. 3/16   C. 1/8

    D. 0   E. 1/4

5. 基因库是指

    A. 有性生殖群体中某个性状的全部遗传信息

    B. 有性生殖的所有生物的全部遗传信息

    C. 一个有性生殖的群体所含有的全部遗传信息

    D. 一个生殖细胞中所含有的全部遗传信息

    E. 一个个体细胞中所含有的全部遗传信息

6. 适合度可以用在同一环境下

    A. 患者和他们的正常同胞的生育率之比衡量

    B. 患者和他们的同胞的生育率之比来衡量

    C. 患者和他们的同胞携带致病基因量的多少来衡量

    D. 患者同胞的平均生存率来衡量

    E. 不同患者的平均生育率来衡量

7. 在一个 10 万人的城镇中普查遗传病时,发现 10 例白化病患者(6 男、4 女)。由此可估算出这个群体的白化病基因频率为

    A. 1/10 000   B. 1/5000   C. 1/100

    D. 1/50   E. 1/250

8. 通常表示遗传负荷的方式是

    A. 群体中有害基因的多少

    B. 群体中有害基因的总数

    C. 群体中有害基因的平均频率

    D. 一个个体携带的有害基因的数目

    E. 群体中每个个体携带的有害基因的平均数目

9. 近亲结婚可以最显著地提高何种病的发病风险

    A. 常染色体显性遗传病   B. 常染色体隐性遗传病

    C. X- 连锁显性遗传病   D. X- 连锁隐性遗传病

    E. 线粒体基因病

10. 在某个群体中,一个单核苷酸多态性(SNP)位点:AA 的基因型频率为 64%、AG 为 32%、GG 为 4%,则等位基因 A 的频率为

    A. 0.64   B. 0.16   C. 0.90

    D. 0.80   E. 0.36

【A2 型题】

11. 某男性患者,20 岁,以转氨酶升高、手足徐动就诊。体检发现腱反射亢进,眼角膜与巩膜交界处出现棕色色素环;生化检查发现铜蓝蛋白降低,经 DNA 测序发现 *ATP7B* 基因突变,确诊为肝豆状核变性(Wilson 病)。肝豆状核变性是神经内科常见的一种常染色体隐性遗传病,经早期筛查,采取驱铜治疗后可以和正常个体一样生活和生育。随着早期筛查和驱铜治疗的普及,本病经过若干年后的变化是

A. 发病率降低　　　　B. 发病率升高　　　　C. 突变率升高

D. 症状逐渐减轻　　　E. 没有变化

12. 某犹太裔男性新生儿,出生后数天即发生呼吸道感染和肠梗阻症状,X 射线检查发现双肺分散片状阴影,患儿汗液氯含量增高,诊断为囊性纤维化。本病是西方最常见的一种常染色体隐性遗传病,在欧洲人群中的发病率约为 1/2500。欧洲人群中杂合子携带者的比率为

A. 1/2500　　　　　　B. 2/1250　　　　　　C. 1/500

D. 1/50　　　　　　　E. 1/25

13. 一对非洲裔夫妇生育有 2 例罹患镰状细胞贫血的孩子。夫妇俩人来咨询,为什么本病在非洲裔中更为常见? 以下哪一种解释是正确的

A. 自然选择

B. 遗传漂变

C. 非洲裔人群中基因流(gene flow)的增加

D. 近亲婚配的影响

E. 突变负荷的增加

14. 某男性患儿,1 岁,患儿的父母因其"反应迟钝"、"身上有老鼠气味"来就诊。体检发现患儿皮肤干燥,毛发呈棕黄色,腱反射亢进;实验室检查发现血、尿苯丙氨酸含量均明显增高,确诊为苯丙酮尿症。某群体的典型性苯丙酮尿症的群体发病率为 1/10 000,一对表型正常的姨表兄妹婚配,他们的子代罹患苯丙酮尿症的风险为

A. 1/100　　　　　　B. 1/200　　　　　　C. 1/400

D. 1/800　　　　　　E. 1/1600

15. 一个来自中东的家庭有先天性聋哑家族史,经查为 *GJB2* 基因突变引起的常染色体隐性遗传先天性聋哑。本病的群体发病率为 4/10 000,该群体中携带者的频率是

A. 0.01　　　　　　　B. 0.02　　　　　　　C. 0.04

D. 0.0002　　　　　　E. 0.0004

16. 苯硫脲(PTC)味盲为常染色体隐性遗传性状。有些个体只能尝出 > 40μmol/L 的 PTC 溶液的苦味,故遗传学上称其为 PTC 味盲。在我国汉族人群中,PTC 味盲者占 9%。相对味盲基因的显性基因频率为

A. 0.7　　　　　　　B. 0.49　　　　　　　C. 0.42

D. 0.3　　　　　　　E. 0.09

17. 一对夫妇前来进行遗传咨询。妻子有 2 个兄弟在婴儿期死于脊髓性肌萎缩 Ⅰ 型(SMA1)。本病是继囊性纤维化之后,儿童死亡率排名第 2 位的常染色体隐性遗传病,发病率约为 1/20000。丈夫没有本病的家族史。因此,这对夫妇所生的孩子罹患本病的风险为

A. 1/70　　　　　　　B. 1/120　　　　　　C. 1/240

D. 1/360　　　　　　E. 1/420

18. 你正在对一个(CA)n 重复的微卫星序列位点进行基因分型。该位点有 5 个等位基因,每个等位基因的频率恰好是 0.20。人群中该位点为杂合的比例是

A. 0.10　　　　　　　B. 0.20　　　　　　　C. 0.50

D. 0.80　　　　　　　E. 0.90

19. 一对夫妇前来进行遗传咨询。双方家庭都有"肝硬化"史,且发病较早。经体检,夫妇双方均未发现明显异常,生化检查发现铜蓝蛋白水平降低。经 DNA 测序,发现夫妇双方均为肝豆状

核变性（Wilson 病）致病基因突变的携带者。他们生育有 4 个孩子，至少有一个孩子罹患本病的风险为

    A. 40/256   B. 81/256   C. 160/256

    D. 175/256   E. 216/256

20. 某 2 岁患儿，男，以活动后"腿痛"、膝关节肿胀就诊。实验室检查发现出血时间延长、血小板计数正常，活化部分凝血活酶时间（APTT）延长，凝血酶原时间（PT）正常，第Ⅷ凝血因子显著降低，确诊为血友病 A。在某一个遗传平衡群体中，血友病 A 的男性发病率为 0.000 09，适合度为 0.3。血友病 A 基因的突变率为

    A. 63×10^{-6}/代   B. 27×10^{-6}/代   C. 9×10^{-6}/代

    D. 81×10^{-6}/代   E. 12×10^{-6}/代

【B1 型题】

（21 ~ 24 题共用备选答案）

    A. 遗传漂变   B. 隔离群   C. 迁移

    D. 建立者效应   E. 自然选择

21. PTC 味盲的频率在中国东部和西北人群存在差异，原因在于

22. 囊性纤维化是一种常染色体隐性遗传病，其中以第 508 密码子的缺失最为常见，这种现象是因为

23. 在非洲疟疾流行地区，血红蛋白 β- 亚基 N- 端的第 6 位氨基酸残基是缬氨酸 / 谷氨酸杂合子的频率很高，原因在于

24. 某种濒危生物数量过少，造成其某些性状丢失的原因在于

（25 ~ 27 题共用备选答案）

    A. 0   B. 1/16   C. 3/16

    D. 1/8   E. 1/64

25. 姑表兄妹常染色体基因的近婚系数是

26. 姨表兄妹 X- 连锁基因的近婚系数是

27. 三级亲属的近婚系数是

（28 ~ 30 题共用备选答案）

    A. 常染色体隐性   B. 常染色体显性   C. X 染色体显性

    D. X 染色体隐性   E. 线粒体遗传

28. 突变为致死性，患者多为新发突变的是

29. 一个致死性突变，等位基因频率变化最缓慢的是

30. 男性的表型频率等于相应的群体基因频率的是

（三）简答题

1. 简述 Hardy-Weinberg 平衡成立的条件。

2. 主要的 DNA 多态性有哪些？

3. 在基因分型（genotyping）完成之后，要对单核苷酸多态性（SNP）位点的基因型进行 Hardy-Weinberg 平衡检验。如果一个 A/G 多态性位点，AA、AG 和 GG 的基因型频率分别为 0.25、0.5 和 0.25。这样的基因型分布是否符合 Hardy-Weinberg 平衡？请简述计算步骤。

三、参考答案

(一) 名词解释

1. 群体遗传学 (population genetics)　是指研究群体的遗传变异分布、等位基因频率和基因型频率在人群中的维持、变化及其规律的遗传性分支学科。

2. 连锁不平衡 (linkage disequilibrium)　是指基因组中不同位点上非等位基因之间在群体中的非随机组合,即出现不同基因座上的 2 个基因同时遗传的频率明显高于预期的随机频率。

3. 近婚系数 (inbreeding coefficient, F)　即有亲缘关系的配偶,从他们共同的祖先得到同一基因,又将该基因同时传递给他们的子女而使之成为纯合子的概率。

4. 适合度 (fitness, f)　是指一个个体能够生存,并将其基因传给下一代的能力。一般用相对生育率来表示。

5. 遗传漂变 (genetic drift)　是指小群体或隔离人群中基因频率的随机波动。

(二) 选择题

【A1 型题】

1. B　　2. C　　3. B　　4. B　　5. C　　6. A　　7. C　　8. E　　9. B　　10. D

【A2 型题】

11. B　　12. E　　13. A　　14. E　　15. C　　16. A　　17. E　　18. D　　19. D　　20. B

【B1 型题】

21. C　　22. D　　23. E　　24. A　　25. B　　26. C　　27. B　　28. B　　29. A　　30. D

(三) 简答题

1. Hardy-Weinberg 平衡的成立主要有以下几个条件:①无限大的群体;②群体内的个体随机交配;③没有自然或人工选择;④没有突变;⑤群体没有大规模个体迁移。

2. DNA 多态性有一类为长度的多态性,如可变数目串联重复序列 (variable number of tandem repeat, VNTR) 和短串联重复序列 (short tandem repeat, STR。即微卫星 DNA 序列)。微卫星序列一般是以 2 ~ 4 个碱基为基本单位的重复序列,如 (CA)n 重复,为复等位基因,杂合度较高,分布于整个基因组。

另一类 DNA 多态性为序列的多态性,主要是单核苷酸多态性 (single nucleotide polymorphism, SNP)。SNP 为单碱基的变异,绝大多数是双等位基因,在基因组中广泛分布。相比于数千个的微卫星 DNA 序列,SNP 的数量多达几千万个。

3. 根据已知的 AA、AG 和 GG 基因型频率 (观察值 O),计算出 A、G 等位基因的频率 p 和 q,均为 $p=0.25+0.5/2=0.5$, $q=0.25+0.5/2=0.5$。

再由 $p^2+2pq+q^2=1$,得到 AA、AG 和 GG 基因型的预期频率 (E) 为 0.25、0.5 和 0.25。

观察值为 O,预期 (或期望) 值 (或预期频率) 为 E, $\chi^2=\Sigma(O-E)^2/E$。因此,对于 AA 基因型: $(0.25-0.25)^2/0.25=0$;以此类推,AG、GG 的 $(O-E)^2/E$ 均为 0。

得出 $\chi^2=0$,因而这样的基因型分布符合 Hardy-Weinberg 平衡。

(李卫东)

第七章
线粒体病的遗传

一、学习目标

1. 掌握 mtDNA 的结构和组成;线粒体遗传系统的特点;母系遗传、杂质性、复制分离、阈值效应等概念。

2. 熟悉 线粒体基因组与核基因组的关系;mtDNA 突变的类型;mtDNA 突变与线粒体基因病发生的关系;mtDNA 突变率高的原因;线粒体基因病的遗传特点。

3. 了解 mtDNA 的复制与转录的过程和特点;几种常见线粒体病(LHON、MERRF、MELAS、KSS 等)的发病机制。

二、习题

(一)名词解释

1. 纯质性

2. 杂质性

3. 阈值效应

4. 母系遗传

5. 复制分离

(二)选择题

【A1 型题】

1. mtDNA 指

　A. 突变的 DNA 　　　　　B. 核 DNA 　　　　　　　C. 启动子顺序

　D. 线粒体 DNA 　　　　　E. 单一序列

2. mtDNA 与 nDNA 的两条链

　A. 都有编码功能 　　　　　　　　　　B. 均可进行半保留复制

　C. 都由内含子和外显子组成 　　　　　D. 均可进行 D- 环复制

　E. 均有重链和轻链之分

3. mtDNA 中编码 mRNA 基因的数目为

A. 37 个　　　　　　　　B. 22 个　　　　　　　　C. 17 个

D. 13 个　　　　　　　　E. 2 个

4. 线粒体遗传不具有的特征为

A. 交叉遗传　　　　　　B. 母系遗传　　　　　　C. 阈值效应

D. 杂质性　　　　　　　E. 高突变率

5. mtDNA 含有

A. 37 个基因　　　　　　B. 大量调控序列　　　　　C. 内含子

D. 终止子　　　　　　　E. 高度重复序列

6. 受精卵中的线粒体

A. 几乎全部来自精子　　　　　　B. 几乎全部来自卵子

C. 精子与卵子各提供 1/2　　　　D. 不会来自卵子

E. 大部分来自精子

7. 线粒体基因病的遗传特征是

A. 母系遗传　　　　　　　　　　B. 近亲婚配的子女发病率增高

C. 交叉遗传　　　　　　　　　　D. 发病率有明显的性别差异

E. 女患者的子女约 1/2 发病

8. 最早发现与 mtDNA 突变有关的疾病为

A. 遗传性代谢病　　　　　　　　B. Leber 视神经萎缩（Leber 病）

C. 白化病　　　　　　　　　　　D. 分子病

E. 苯丙酮尿症

9. 最易受 mtDNA 阈值效应的影响而受累的组织是

A. 心脏　　　　　　　　　B. 肝脏　　　　　　　　C. 骨骼肌

D. 肾脏　　　　　　　　　E. 中枢神经系统

10. 遗传瓶颈效应（genetic bottleneck）是指

A. 卵细胞形成期 mtDNA 数量的剧减

B. 卵细胞形成期 nDNA 数量的剧减

C. 受精过程中 nDNA 数量的剧减

D. 受精过程中 mtDNA 数量的剧减

E. 卵细胞形成期突变 mtDNA 数量的剧减

【A2 型题】

11. 某女性患儿,4 岁,因全身震颤、乏力伴发育落后入院。四肢肌张力稍高,无眼震,指鼻不准,不能走直线,双侧膝腱反射亢进,双侧跟腱反射活跃。血乳酸和丙酮酸显著增高。脑电图异常,肌电图提示神经损害。听力下降。mtDNA 分析发现 8344 A → C 突变,突变比例为 78%。上述检测结果提示,患儿可能为

A. MERRF 综合征　　　　B. MELAS 综合征　　　　C. Leber 视神经萎缩

D. 小脑共济失调　　　　　E. KSS 综合征

12. 某女性耳聋患者,37 岁,婚后生育一子为耳聋,但其同样耳聋的一个哥哥婚后生育一子却正常。自述母亲有听力障碍。患者想生育二胎,因担心患耳聋来院就诊。患者最可能的遗传方式是

A. X- 连锁显性遗传　　　B. X- 连锁隐性遗传　　　C. 常染色体隐性遗传

D. 常染色体显性遗传　　E. 母系遗传

13. 某肌病患者,20岁,临床特征是骨骼肌极度不能耐受疲劳,轻度活动即感疲乏,并常伴肌肉酸痛及压痛,无肌萎缩。从症状看,可能为线粒体肌病、多发性肌炎、重症肌无力或进行性肌营养不良。诊断其是否罹患线粒体肌病,最可靠的实验室检测方法是

A. mtDNA 分析　　　　　B. 肌电图分析　　　　　C. 电镜检测

D. 血常规检测　　　　　E. 血生化检测

14. 某患儿,出生70天,因精神差,进食少,突发呼吸困难、休克入院。查体发现无发热,无抽搐,无淋巴结肿大,皮肤苍白,口唇青紫,颈软无抵抗,布氏征阴性、克氏征阴性、巴氏征阴性。检查发现其血氧饱和度不稳定,心律不齐,心电图显示紊乱性和阵发性房性心动过速,串联质谱显示其血中丙氨酸和多种酰基肉碱显著增高。紧急抢救过程中发生多器官功能衰竭而死亡。患儿可能为

A. 急性肺炎　　　　　　B. 贫血　　　　　　　　C. 线粒体基因病

D. 急性脑炎　　　　　　E. 重症肌无力

15. 某女性患者,37岁,主诉易疲劳,肢体乏力,视力下降。实验室检查三大常规、肝肾功能、凝血功能、血糖、血脂、甲状腺功能、性激素6项、多肿瘤标志物、风湿、免疫指标、ANA、抗 ENA、抗 ds-DNA 检查等均显示正常。肌电图表现为全身广泛性神经源性损害,有肌萎缩症状,肌活检电镜检查肌膜下可见巨大线粒体和长杆状线粒体,运动乳酸试验均阳性,患者血清乳酸异常。予辅酶 Q_{10}、复合维生素和 ATP 治疗后,乏力症状有所改善。患者最可能的诊断是

A. 脑梗死及脑炎　　　　B. 线粒体肌病　　　　　C. 多发性肌炎

D. 肌营养不良　　　　　E. 重症肌无力

16. 某患者,14岁,癫痫大发作入院。查体可见肌阵挛发作,足畸形,腱反射消失,耳聋,深感觉障碍。有小脑性共济失调及痴呆表现,脑电图异常。其母脑电图呈癫痫波型,兄有肌阵挛性癫痫。CT 显示全脑萎缩、小脑、脑干明显。疑为 MERRF 综合征。通常情况下需要哪些方法予以进一步确诊

A. 生化检查血及脑脊液中的乳酸和丙酮酸含量,肌肉活检,mtDNA 分析

B. 肌电图,血常规,肌肉活检,mtDNA 分析

C. 心电图,血常规,电镜检测,mtDNA 分析

D. 血生化检测,肌电图分析,电镜检测,mtDNA 分析

E. 脑脊液中的乳酸和丙酮酸含量,血常规,肌肉活检,mtDNA 分析

17. 某女性耳聋患者,37岁,婚后生育一子为耳聋,但其同样耳聋的一个哥哥婚后生育一子却正常。自述母亲有听力障碍,父亲听力正常。此女性患者想生育第二胎,因担心再生育耳聋儿子而来院遗传咨询。您推测其生育正常子女的概率为

A. 几乎100%　　　　　B. 50%　　　　　　　C. 25%

D. 几乎为零　　　　　　E. 不确定

18. 某男性耳聋患者,35岁,婚后生育一子正常,但其同样耳聋的一个姐姐婚后生育的2个儿子却均罹患耳聋。自述其父母均正常,母亲40岁时生育了姐姐。此男性患者想生育二胎,因担心第二胎孩子的耳聋问题而来院遗传咨询。您推测其生育正常子女的概率为

A. 几乎100%　　　　　B. 50%　　　　　　　C. 25%

D. 几乎为零　　　　　　E. 不确定

19. 某女性患者,44岁时患糖尿病,37岁时患耳聋。其母69岁时患糖尿病,40岁时耳聋。两个弟弟和姐妹均在30岁左右耳聋,除一个姐姐没有糖尿病外,其他兄弟姐妹均在30岁左右罹患

糖尿病,是一个典型的糖尿病伴耳聋家系。其发病机制可能为

    A. mtDNA 第 4389 ~ 14 812 位 10.4kb 的片段缺失

    B. mtDNA 拷贝数大大降低

    C. mtDNA 第 5786 位点和 15 944 位点之间大于 10kb 的缺失

    D. mtDNA 中 tRNA$^{Leu(UUR)}$ 的第 3243 位点 A → G 突变及胰岛 β 细胞异常

    E. mtDNA 第 8637 ~ 16 073 位碱基之间 7.4kb 的片段缺失

20. 某女性患者,30 岁,幼时因注射链霉素致耳聋。基因检测分析发现其 mtDNA 中 12SRNA 基因第 1555bpA → G 突变,其母和妹妹也携带该位点突变,但表型正常。其父、祖父均无此位点突变。现因考虑生育,担心后代遗传本病而来院咨询。您的建议是

    A. 此基因突变不致病,后代不会患耳聋

    B. 注意孕期及幼儿不能用氨基糖苷类抗生素药物

    C. 孕期做产前基因诊断,如果有此突变可考虑行人工流产

    D. 只要不是近亲结婚,后代患病可能性很小

    E. 不能确定

【B1 型题】

(21 ~ 25 题共用备选答案)

    A. 37 个　　　　　　　B. 28 个　　　　　　　C. 24 个

    D. 13 个　　　　　　　E. 9 个

21. mtDNA 含基因数为

22. mtDNA 编码 mRNA 数为

23. mtDNA 编码 tRNA 和 rRNA 数为

24. mtDNA 的轻链(L 链)含基因数为

25. mtDNA 的重链(H 链)含基因数为

(26 ~ 28 题共用备选答案)

    A. 多效性　　　　　　　　　　B. 纯质性

    C. 杂质性　　　　　　　　　　D. 阈值效应

    E. 遗传瓶颈效应

26. 同一个体的不同组织、同一组织的不同细胞、同一细胞的不同线粒体、同一线粒体内有不同的 mtDNA 拷贝,即野生型和突变型 DNA 在线粒体中并存,称为 mtDNA 的

27. 卵细胞中大约有 10 万个 mtDNA,但只有随机的一小部分(2 ~ 100 个)可以进入成熟的卵细胞传给子代,这种卵细胞形成期 mtDNA 数量剧减的过程称为

28. 能引起特定组织器官功能障碍的突变 mtDNA 的最小数量,称为

(29 ~ 30 题共用备选答案)

    A. 伴性遗传　　　　　　　　　　B. 母系遗传

    C. 交叉遗传　　　　　　　　　　D. 数量遗传

    E. 表观遗传

29. 线粒体基因病的遗传特征是

30. Leber 视神经萎缩与红绿色盲的遗传方式不同,后者表现为

（31～34 题共用备选答案）

　　A. mtDNA 的 *tRNA^{Lys}* 基因 8344 位点 A→G 突变

　　B. mtDNA 的 *ND4* 基因 11778 位点 G→A 突变

　　C. mtDNA 的 8468～13446 之间的 4977bp 缺失

　　D. mtDNA 中 5786～15944 之间大于 10kb 的缺失

　　E. mtDNA 中 8637～16073 之间 7.4kb 的片段缺失

31. MERRF 最常见突变是，使 $tRNA^{Lys}$ 结构中 TφC 环改变，影响了线粒体蛋白的整体合成水平，主要导致氧化磷酸化复合体蛋白亚单位 I 和 Ⅳ 合成降低的是

32. LHON 一开始发现，使得该蛋白第 340 位的精氨酸突变为组氨酸，从而影响了线粒体能量的产生，引进视神经和视网膜神经元退化的是

33. KSS 综合征最常见的是

34. KSS 综合征最大缺失片段为

（三）简答题

1. 什么是 mtDNA？mtDNA 有什么特性？

2. 说明线粒体的遗传规律和发病规律。

3. 简述 nDNA 在线粒体中的作用。

三、参考答案

（一）名词解释

1. **纯质性（homoplasmy）**　是指一个细胞或一个个体的线粒体中只有一种 mtDNA 的现象。相对于杂质性。

2. **杂质性（heteroplasmy）**　是指一个细胞或一个个体的线粒体中含有多种 mtDNA 的现象（即野生型和突变型 DNA 在细胞和线粒体中并存）。相对于纯质性。

3. **阈值效应（threshold effect；threshold phenomenon）**　是指能引起某一特定组织器官功能障碍的突变 mtDNA 的最小数量。

4. **母系遗传（maternal inheritance）**　即只通过母本传递遗传物质。

5. **复制分离（replicative segregation）**　是指在细胞分裂时，线粒体随机分布到子细胞当中的现象。

（二）选择题

【A1 型题】

1. D　　2. A　　3. D　　4. A　　5. A　　6. B　　7. A　　8. B　　9. E　　10. A

【A2 型题】

11. B　12. E　13. A　14. C　15. B　16. C　17. D　18. A　19. D　20. B

【B1 型题】

21. A　22. D　23. C　24. E　25. B　26. C　27. E　28. D　29. B　30. A

31. A　32. B　33. C　34. D

（三）简答题

1. mtDNA（mitochondrial DNA）是线粒体中的 DNA，为一种裸露的环状双链 DNA 分子，全长 16 568bp，由一条重链和一条轻链组成，含 37 个基因，编码 13 种呼吸链酶复合体亚单位 mRNA、22

种 tRNA 和 2 种 rRNA。

与 nDNA(nuclear DNA。核 DNA)相比,mtDNA 具有以下特点:①功能上具有半自主性;②在细胞、组织或个体中存在纯质性和杂质性;③少数遗传密码与通用密码不同;④表现为母系遗传;⑤复制分离;⑥突变率比 nDNA 高得多。

2. 线粒体基因病的遗传规律:①母系遗传:因为受精卵中的线粒体几乎全部来自卵子,因而只有母本的突变线粒体可以传递给后代,临床上表现为母亲发病,子代可能发病;父亲发病,子代正常。②阈值效应:由于 mtDNA 的杂质性和高突变率特点,其疾病表型决定于突变型 mtDNA 的数量及组织细胞对能量的依赖程度,能引起特定组织器官功能障碍的突变 mtDNA 的最小数量称为阈值,阈值有组织和个体的差异,即表现为阈值效应。③核质协同性:线粒体疾病受线粒体基因组和核基因组两套遗传系统共同控制,表现为核质协同作用的特点,首先,mtDNA 突变可导致线粒体基因病发生;其次,线粒体遗传系统受核基因组制约,nDNA 突变也可导致线粒体疾病;第三,mtDNA 突变的症状表现与其核基因组背景有关;第四,有些线粒体疾病既有 nDNA 突变,也有mtDNA 突变,因此,线粒体疾病有些表现为母系遗传,有些表现为孟德尔遗传,有些则为散发性。④多累及中枢神经系统及肌肉等能量依赖性组织。

3. mtDNA 具有自我复制、转录功能,但需要由 nDNA 编码的酶蛋白参与这些过程,可见mtDNA 基因的表达受核 DNA 的制约;而且,线粒体只能合成少部分线粒体蛋白,大部分线粒体的功能蛋白则由核基因组编码,在细胞质的核糖体上合成之后再转运到线粒体中。因此,mtDNA 必须与 nDNA 协同作用,才能完成能量代谢过程。

(阮绪芝)

第八章

人类染色体

一、学习目标

1. 掌握　人类染色体的数目、类型和形态结构特征;核型、染色体组、基因组、染色体多态性的概念;非显带核型的特点;显带染色体带纹的描述方法。

2. 熟悉　常染色质和异染色质的区别;性染色质的特点;Lyon 假说;性别决定;G 显带核型的特征;染色体多态性的常见部位。

3. 了解　人类染色体命名的国际体制(ISCN);人类染色体研究的方法和进展。

二、习题

(一)名词解释

1. 兼性异染色质

2. 同源染色体

3. 染色体组

4. 带

5. 核型

6. 染色体多态性

(二)选择题

【A1 型题】

1. 染色质和染色体是

   A. 同一物质在细胞的不同时期的两种不同的存在形式

   B. 不同物质在细胞的不同时期的两种不同的存在形式

   C. 同一物质在细胞的同一时期的不同表现

   D. 不同物质在细胞的同一时期的不同表现

   E. 两者的组成和结构完全不同

2. 常染色质是间期细胞核中

   A. 螺旋化程度高,有转录活性的染色质

B. 螺旋化程度低,有转录活性的染色质

C. 螺旋化程度高,无转录活性的染色质

D. 螺旋化程度低,无转录活性的染色质

E. 螺旋化程度低,很少有转录活性的染色质

3. *SRY* 基因位于

A. 2q11.31　　　　　　B. Xp11.31　　　　　　C. Xq11.31

D. Yp11.2　　　　　　E. Yq11.31

4. 根据《ISCN》,人类 C 组染色体数目为

A. 6 对　　　　　　B. 7 对　　　　　　C. 7 对 +X 染色体

D. 6 对 +X 染色体　　　　E. 7 对 +Y 染色体

5. 染色体的类型划分主要根据

A. 端粒的位置　　　B. 染色体的长短　　　C. 次缢痕的位置

D. 着丝粒的位置　　　E. 随体的有无

6. 人类最小的中着丝粒染色体属于

A. D 组　　　　　　B. E 组　　　　　　C. F 组

D. G 组　　　　　　E. Y 染色体

7. 按照《ISCN》的标准,第 1 号染色体,短臂,3 区,1 带,第 3 亚带应表示为

A. 1p31.3　　　　　　B. 1q31.3　　　　　　C. 1p3.13

D. 1q3.13　　　　　　E. 1p313

8. 用染色体显带技术使染色体末端的端粒部分特异性深染,形成的带型为

A. N 带　　　　　　B. G 带　　　　　　C. Q 带

D. T 带　　　　　　E. C 带

9. 在正常男性核型中,具有随体的染色体是

A. 中着丝粒染色体　　　B. 亚中着丝粒染色体　　　C. 近端着丝粒染色体

D. 端着丝粒染色体　　　E. Y 染色体

10. 关于染色体多态性的常见部位,下面哪一项是错误的

A. Y 染色体长臂结构异染色质区　　　　　B. D 组染色体的随体区

C. G 组染色体的随体区　　　　　　D. 第 1、9、16 号染色体次缢痕部位

E. X 染色体末端

【A2 型题】

11. 某男性患者,30 岁,不育,临床诊断为无精子症,染色体检查分析发现其核型为 48,XXXY。请问该患者的体细胞内有

A. 3 个 X 小体,1 个 Y 小体　　　　　B. 3 个 X 小体,0 个 Y 小体

C. 2 个 X 小体,1 个 Y 小体　　　　　D. 2 个 X 小体,0 个 Y 小体

E. 1 个 X 小体,1 个 Y 小体

12. 一对正常夫妇因两次不明原因发生早期胚胎停育,并生育过一个多发畸形儿,前来医院就诊。医生建议首先有必要进行的检查是

A. 血常规检查　　　B. 尿常规检查　　　C. 基因诊断

D. 核型分析　　　E. 酶活性分析

13. 某男性,28 岁,婚后 3 年因不育就诊。临床检查发现其外生殖器发育不良,精子密度

≤ 5×10^6/ml,属于重度少精子症,染色体核型结果为 46,XX。该两性畸形病例可能是因为患者带有哪一个基因的缺失或突变

    A. *TNF* 基因　　　　　B. *DMD* 基因　　　　　C. *RAS* 基因

    D. *SRY* 基因　　　　　E. *MYC* 基因

14. 某女性患者,6 岁,在进食新鲜蚕豆后 1 天内发生头痛、厌食、恶心、呕吐、腹痛、溶血性贫血等症状,临床诊断为蚕豆病(即 G6PD 缺乏症)。基因检查发现患者和其母均为 G6PD 突变基因的杂合子,但患者母亲即使食用蚕豆也极少发病。已知 G6PD 缺乏症为 X- 连锁不完全显性遗传病,男性半合子发病,女性杂合子具有不同的表现度。患者的母亲表型正常的原因是 X- 染色体失活导致的患病风险降低。具体可解释为

    A. 患者的母亲携带有活性的突变型等位基因细胞群的比例高,其 G6PD 酶活性明显增高

    B. 患者的母亲携带有活性的突变型等位基因细胞群的比例高,其 G6PD 酶活性明显降低

    C. 患者的母亲携带有活性的突变型等位基因细胞群的比例高,其 G6PD 酶活性不变

    D. 患者的母亲携带有活性的野生型等位基因细胞群的比例高,其 G6PD 酶活性明显降低

    E. 患者的母亲携带有活性的野生型等位基因细胞群的比例高,其 G6PD 酶活性接近正常

15. 某男性的外周血染色体检查初步结果显示:在非显带和 G 显带标本中,染色体数目正常,但 Y 染色体的长臂加长,其大小接近 E 组染色体。为了证实该男性存在 Y 染色体长臂结构异染色质区的多态性变异,可建议增加

    A. Q 显带分析　　　　　B. C 显带分析　　　　　C. N 显带分析

    D. T 显带分析　　　　　E. R 显带分析

【B1 型题】

(16 ~ 17 题共用备选答案)

    A. F 组　　　　　B. E 组　　　　　C. D 组

    D. A 组　　　　　E. C 组

16. 第 20 号染色体属于

17. X 染色体属于

(18 ~ 19 题共用备选答案)

    A. 染色体组型　　　　　B. 基因型　　　　　C. 核型

    D. 单倍体　　　　　E. 二倍体

18. 卵原细胞中染色体的数目为

19. 精细胞中染色体的数目为

(20 ~ 21 题共用备选答案)

    A. 1　　　　　B. 2　　　　　C. 3

    D. 4　　　　　E. 5

20. 人类正常染色体的类型数为

21. 经检测发现,某女性的体细胞核中有 2 个 X 小体,表明该女性的体细胞中 X 染色体数目为

(22 ~ 23 题共用备选答案)

    A. G 显带　　　　　B. N 显带　　　　　C. R 显带

D. C 显带　　　　　　　　E. 高分辨显带

22. 临床上最常用的诊断染色体结构异常的核型分析手段为

23. 为了发现更多、更细微的染色体结构异常,可采用

(24 ~ 25 题共用备选答案)

A. 常染色体　　　　　　　　B. 性染色体

C. 中着丝粒染色体　　　　　　D. 亚中着丝粒染色体

E. 近端着丝粒染色体

24. 根据《ISCN》的规定,B 组和 C 组染色体为

25. 根据《ISCN》的规定,第 1 ~ 22 号染色体为

(三) 简答题

1. 常染色质与异染色质在结构和功能上有何差异?

2. 简述 Lyon 假说的主要内容。

3. 人类染色体的多态性常见部位主要有哪些? 它们与表型效应的关系如何?

三、参考答案

(一) 名词解释

1. 兼性异染色质(facultative heterochromatin)　是指一类在特定细胞或在一定发育阶段由常染色质凝缩转变而形成的异染色质。当其浓缩时,基因失去了活性,无转录功能;当其处于松散状态时,又能够转变为常染色质,恢复其转录活性。

2. 同源染色体(homologous chromosome;homolog)　即在人类正常核型中,染色体是成对存在的,每一对染色体在形态结构、大小和着丝粒位置上基本相同,其中一条来自父本的精子,一条来自母本的卵子,称为同源染色体。

3. 染色体组(chromosome set)　是指在真核生物中,一个正常生殖细胞中所含的全套染色体。

4. 带(band)　是指在核型分析时,不同的染色技术可将每一条染色体区分为不同的节段(segment)。例如,G- 显带方法可将早中期的人类染色体区分为 850 条左右的带。

5. 核型(karyotype)　是指将一个体细胞中的全部染色体按其大小和形态特征,依次排列而成的图像。

6. 染色体多态性(heteromorphism;chromosomal polymorphism)　是指在正常健康人群中,存在着个别染色体恒定的微小变异,包括结构、带纹宽窄和着色强度等。这类恒定而微小的正常变异按照孟德尔方式遗传。

(二) 选择题

【A1 型题】

1. A　　2. B　　3. D　　4. C　　5. D　　6. C　　7. A　　8. D　　9. C　　10. E

【A2 型题】

11. C　　12. D　　13. D　　14. E　　15. B

【B1 型题】

16. A　　17. E　　18. E　　19. D　　20. C　　21. C　　22. A　　23. E　　24. D　　25. A

（三）简答题

1. 常染色质(euchromatin)　是指在细胞间期呈松散状态部分的染色质纤维,其螺旋化程度低,染色较浅而均匀,含有单一或重复序列 DNA,具有转录活性,常位于间期核的中央部分;而异染色质(heterochromatin)多分布在核膜内表面。在细胞间期呈凝缩状态,其螺旋化程度较高,着色较深,含有重复 DNA 序列,为间期核中不活跃的染色质,其 DNA 复制较晚,很少转录或无转录活性。

2. Lyon 假说要点如下:①X 染色体失活发生在胚胎发育早期(人类晚期囊胚期——第 16 天左右);②X 染色体的失活是随机的,异固缩的 X 染色体可以来自父本也可以来自母本;③X 染色体的失活一般是完全的,雌性哺乳动物的体细胞内仅有一条 X 染色体是有活性的,另一条 X 染色体在遗传上是失活的;④X 染色体失活是永久性的和克隆式繁殖的。一旦某一特定的细胞内的 X 染色体失活,则由此细胞而增殖的所有子代细胞也总是这一条 X 染色体失活。如果是父源的 X 染色体失活,则其子细胞中失活的 X 染色体也是父源的,所有这个细胞的子代细胞中都将表达有活性的母源 X 染色体。

3. 常见的染色体多态性部位包括:①Y 染色体长臂结构异染色质区的长度变异;②D 组、G 组近端着丝粒染色体的短臂、随体及随体柄部次缢痕区(核仁组织区。nucleolus organizer region, NOR)的变异;③第 1、9 和 16 号染色体次缢痕的变异;④第 1、2、3、9、16 号染色体和 Y 染色体的 p11 ～ q13 间的倒位多态性变异。

染色体的多态性变异主要发生在结构异染色质区,是一种稳定的正常变异,并以一定的遗传方式传给下一代,通常没有明显的表型效应和病理学意义。

（何俊琳）

第九章

染色体畸变

一、学习目标

1. 掌握　染色体畸变的概念和类型；异常核型的描述方法。
2. 熟悉　染色体畸变的分子细胞学效应。
3. 了解　染色体畸变的形成机制。

二、习题

(一) 名词解释

1. 染色体畸变
2. 三倍体
3. 亚二倍体
4. 超二倍体
5. 假二倍体
6. 嵌合体
7. 罗氏易位
8. 缺失
9. 重复
10. 易位

(二) 选择题

【A1 型题】

1. 关于染色体断裂 (chromosomal break)，下列哪一项是**错误**的
   A. 染色体断裂后，可能导致染色体结构畸变 (如易位)
   B. 染色体断裂后，可形成不稳定的黏性末端 (sticky end)
   C. BRCA1 蛋白参与染色体断裂的修复
   D. 电离辐射可增高染色体断裂发生的频率；在 Fanconi 贫血中可见染色体断裂
   E. 染色体断裂在染色体组中随机发生

2. 如果在某一体细胞中染色体的数目在二倍体的基础上增加一条可形成
    A. 单倍体 B. 三倍体 C. 单体
    D. 三体 E. 部分三体

3. 形成含有 3 种细胞系的嵌合体的可能原因是
    A. 减数分裂 I 发生染色体不分离
    B. 减数分裂 II 发生染色体不分离
    C. 受精卵第一次卵裂时染色体不分离
    D. 受精卵第二次卵裂之后染色体不分离
    E. 受精卵第二次卵裂之后染色体丢失

4. 如果染色体的数目在二倍体的基础上减少一条,则形成
    A. 单体 B. 三倍体 C. 单倍体
    D. 三体 E. 部分三体

5. 下列关于平衡性相互易位的描述,哪一项正确
    A. 携带者通常具有显著的学习困难症状
    B. 某些携带者生育染色体非平衡子代的风险>10%
    C. 平衡性相互易位要么累及染色体的长臂,要么累及染色体的短臂
    D. 平衡性相互易位不累及 X 染色体
    E. 在携带者的配子形成过程中,染色体配对形成四价体,原因在于 2 条染色体总是分配到
        2 个子细胞中

6. 四倍体的形成原因可能是
    A. 双雌受精 B. 双雄受精 C. 核内复制或核内有丝分裂
    D. 不等交换 E. 染色体不分离

7. 嵌合体形成的原因可能是
    A. 卵裂过程中发生了同源染色体的错误配对
    B. 卵裂过程中发生了染色体不分离
    C. 生殖细胞形成过程中发生了染色体的丢失
    D. 生殖细胞形成过程中发生了染色体的不分离
    E. 生殖细胞形成过程中发生了染色体的错误配对

8. 46,XY,t(4;6)(q35;q21)表示
    A. 某一女性体内发生了染色体的插入
    B. 某一男性体内发生了染色体的易位
    C. 某一男性带有等臂染色体
    D. 某一女性个体带有易位型的畸变染色体
    E. 某一男性个体含有缺失型的畸变染色体

9. 若某一个体的核型为 46,XX/47,XX,+21,则表明该个体为
    A. 常染色体结构异常 B. 性染色体结构异常
    C. 常染色体结构异常的嵌合体 D. 性染色体数目异常的嵌合体
    E. 常染色体数目异常的嵌合体

10. 近端着丝粒染色体之间通过着丝粒融合而形成的易位称为
    A. 单方易位 B. 串联易位 C. 罗氏易位

　　　　D. 复杂易位　　　　　　　　E. 不平衡易位

11. 某一种人类肿瘤细胞的染色体数为 52 条,称为
　　　A. 超二倍体　　　　　　　B. 亚二倍体　　　　　　　C. 二倍体
　　　D. 亚三倍体　　　　　　　E. 多异倍体

12. 若某一个体的核型为 46,XX,inv(3)(p12q31),则表明其染色体发生了
　　　A. 缺失　　　　　　　　　B. 倒位　　　　　　　　　C. 易位
　　　D. 重复　　　　　　　　　E. 插入

13. 染色体非整倍性改变的机制可能是
　　　A. 染色体断裂及断裂之后的异常重排(rearrangement)
　　　B. 染色体易位
　　　C. 染色体倒位
　　　D. 染色体不分离或染色体丢失
　　　E. 染色体核内复制或核内有丝分裂

14. 某男性患者,核型分析显示其第 3 号染色体发生了 q12 到 q21 片段的倒位。其核型描述
应该是
　　　A. 46,XY,inv(3)(q12;q21)　　　　　　B. 46,XY,inv(3)(q12:q21)
　　　C. 46,XY,inv(3)(q12q21)　　　　　　　D. 46,XY,dup(3)(q12q21)
　　　E. 46,XY,dup(3)(q12;q21)

15. 两条非同源染色体同时发生断裂,断片交换位置后重接,结果造成
　　　A. 缺失　　　　　　　　　B. 倒位　　　　　　　　　C. 易位
　　　D. 插入　　　　　　　　　E. 重复

16. 以下属于染色体结构畸变的类型是
　　　A. 缺失　　　　　　　　　B. 亚二倍体　　　　　　　C. 单体
　　　D. 三体　　　　　　　　　E. 缺体

17. 某男性不育患者,经染色体检查表明其第 13 号染色体长臂 1 区 2 带和 19 号染色体短臂
1 区 3 带发生了相互易位,其核型描述是
　　　A. 46,XY,−13,−19,+t(13;19)(13q12;19p13)
　　　B. 45,XY,−13,−19,+t(13;19)(13q12;19p13)
　　　C. 45,XY,−13,−19,+t(13,19)(13q12,19p13)
　　　D. 46,XY,−13,+t(13;19)(13q12;19p13)
　　　E. 46,XY,−19,+t(13;19)(13q12;19p13)

18. 相互易位杂合子在减数分裂的粗线期,由于同源部分的联会配对而形成特征性的
　　　A. 环状　　　　　　　　　B. 倒位环　　　　　　　　C. 二分体(dyad)
　　　D. 四分体(tetrad)　　　　E. 四价体(quadrivalent)

19. 一条染色体发生两次断裂后,断片倒转 180° 重接,结果造成
　　　A. 缺失　　　　　　　　　B. 易位　　　　　　　　　C. 倒位
　　　D. 重复　　　　　　　　　E. 插入

20. 若某个体的核型为 46,XX,del(1)(pter → q21:),则表明在其体内的染色体发生了
　　　A. 末端缺失　　　　　　　B. 中间缺失　　　　　　　C. 相互易位
　　　D. 臂间倒位　　　　　　　E. 臂内倒位

【A2 型题】

21. 某女性患者,原发闭经,乳房发育不良,并伴有先天性心脏病,髋臼脱位,智力稍低。染色体检查发现,核型为 48,XXXX,临床诊断为

    A. Turner 综合征　　　　　B. Klinefelter 综合征　　　　C. Down 综合征

    D. 多 X 综合征　　　　　　E. 两性畸形

22. 某高龄孕妇,经产前诊断发现胎儿的染色体核型为 46,XX,−14,+t(14q21q)。为了确认额外的第 21 号染色体的来源,对孕妇及其丈夫进行了染色体检查。核型分析结果显示,孕妇为 14/21 平衡易位携带者。该孕妇最可能的核型是

    A. 47,XX,+21　　　　　　　　　　　　B. 46,XX,−14,+t(14q21q)

    C. 45,XX,−14,−21,+t(14q21q)　　　　D. 46,XX,−14,−21,+t(14q21q)

    E. 46,XX/47,XX,+21

23. 某一对夫妇婚后自发流产两次。染色体检查结果显示,妻子为 21/21 平衡易位携带者,丈夫核型正常。他们生下的活婴为先天愚型患儿的风险是

    A. 1　　　　　　　　　B. 1/2　　　　　　　　　C. 1/3

    D. 1/4　　　　　　　　E. 3/4

24. 某女性患者,原发闭经,身高 145cm,肘外翻,后发际低,有蹼颈等。经染色体检查,显示核型为 45,X。临床诊断为

    A. Edwards 综合征　　　　B. Klinefelter 综合征　　　　C. Down 综合征

    D. Turner 综合征　　　　　E. 两性畸形

25. 某男性患者,30 岁,临床表现为不育,第二性征发育不明显且呈女性化,睾丸小,阴茎发育不良,乳房女性化等。核型为 47,XXY。临床诊断为

    A. Edwards 综合征　　　　B. Klinefelter 综合征　　　　C. Down 综合征

    D. Turner 综合征　　　　　E. 两性畸形

26. 某男性新生儿,主要临床表现有:精神发育迟缓,发育迟缓,肌张力亢进,有特殊的握拳姿势,摇椅型足和特殊的握拳姿势。临床诊断为 Edwards 综合征。可能的核型为

    A. 46,XY,+18　　　　B. 47,XX,+18　　　　C. 47,XY,+18

    D. 47,XY,−18　　　　E. 46,XX,−18

27. 某 2 岁女性患儿,生长发育迟缓,精神发育迟缓,头小,外眼角下斜,语言障碍,先天性心脏病。出生时体重低,哭声似猫叫。染色体检查发现,其核型为 46,XX,del(5)(p15)。临床诊断为

    A. 5 三体综合征　　　　B. 5p- 综合征　　　　　C. Down 综合征

    D. Turner 综合征　　　　E. Edwards 综合征

28. 某对夫妇婚后自发流产。经染色体检查发现,丈夫核型正常,妻子核型为 45,XX,−14,−21,+t(14q21q)。如果他们生育子代,则所生子女中患 21 三体综合征的风险为

    A. 1/4　　　　　　　　B. 1/3　　　　　　　　C. 1/2

    D. 3/4　　　　　　　　E. 1

29. 某男性患儿,2 岁,精神发育迟缓,张嘴伸舌,鼻梁低,眼间距宽,耳位低,通贯掌,染色体检查核型:46,XY,−14,+t(14q21q)。诊断为

    A. 14 三体综合征　　　　　　　　B. 14 单体综合征

    C. 游离型 21 三体综合征　　　　D. 易位型 21 三体综合征

    E. 嵌合型 21 三体综合征

30. 某男性患者,25 岁,四肢修长,身高 195cm,皮肤细嫩,乳房女性化,喉结不明显,睾丸小,阴茎发育不良,精神发育迟缓,核型为 48,XXXY。临床诊断为

    A. 两性畸形　　　　　　B. Edwards 综合征　　　　C. Down 综合征

    D. Turner 综合征　　　　E. Klinefelter 综合征

【B1 型题】

(31 ~ 34 题共用备选答案)

    A. 缺失　　　　　　　　B. 臂内倒位　　　　　　　C. 臂间倒位

    D. 易位　　　　　　　　E. 重复

31. 若某个体的核型为 46,XX,dup(3)(q12q21),则表明在其体内的染色体发生了

32. 若某个体的核型为 46,XX,inv(9)(p12q31),则表明在其体内的染色体发生了

33. 若某个体的核型为 46,XX,del(1)(pter → q21:),则表明在其体内的染色体发生了

34. 若某个体的核型为 46,XX,t(4 ; 5)(q35 ; p11),则表明在其体内的染色体发生了

(35 ~ 38 题共用备选答案)

    A. 45,X

    B. 47,XX,+21

    C. 46,XY,−14,+t(14q21q)

    D. 46,XY,−14,−21,+t(14q21q)

    E. 45,XX,−14,−21,+t(14q21q)

35. 某女性的第 21 号染色体多了一条,其核型描述为

36. 某女性的 X 染色体少了一条,其核型描述为

37. 某男性为易位型 21 三体综合征患者,核型分析显示,其额外的一条第 21 号和第 14 号染色体发生了罗氏易位,其核型描述为

38. 经染色体核型分析表明,某女性为 14/21 染色体平衡易位携带者,其核型是

(39 ~ 40 题共用备选答案)

    A. 等臂染色体　　　　　　　　　　　B. 双着丝粒染色体

    C. 环状染色体　　　　　　　　　　　D. 罗氏易位染色体

    E. 倒位染色体

39. 当染色体的长臂和短臂的末端同时缺失时,两断端有可能连接而形成的是

40. 当 D 组或 G 组的两条染色体同时在近着丝粒的位置断裂时,如发生两条长臂相连接,有可能形成的是

(三) 简答题

1. 人类的染色体多倍体主要有哪些类型? 请分别简述其产生的机制。

2. 简述倒位染色体携带者出现习惯性流产的原因。

三、参考答案

(一) 名词解释

1. 染色体畸变(structural aberration)　是指在某些条件下,染色体的形态结构发生异常改变。

2. 三倍体(triploid)　即在 2n 的基础上增加了一个染色体组(n),使得染色体总数为 3n。

3. 亚二倍体(hypodiploid)　即比正常二倍体(2n)少一条或几条染色体或染色体片段的细胞或个体。

4. 超二倍体(hyperdiploid)　即细胞或个体中的染色体数目多了一条或数条。

5. 假二倍体(pseudodiploid)　意即由于染色体重排而破坏了连锁关系所形成的异常染色体组型。如由 14/21 易位造成的易位型 21 三体综合征。

6. 嵌合体(mosaic 或 chimera)　意即某个个体同时存在 2 种或以上核型的细胞系。注意:同源嵌合体(mosaic)是指在遗传上不同的细胞类型或组织所组成的生物体;异源嵌合体(chimera)是指由来自不同基因型的合子演变而来的两个或多个不同的细胞系混合构成的个体。

7. 罗氏易位(Robertsonian translocation)　意即当 2 条近端着丝粒染色体在着丝粒部位或着丝粒附近部位发生断裂后,两者的长臂在着丝粒处接合在一起,形成一条由长臂构成的衍生染色体。

8. 缺失(deletion)　是指染色体片段的丢失。缺失使得位于这个片段的基因也随之发生丢失。

9. 重复(duplication)　是指一条染色体上某一片段增加了一份以上,使这些片段的基因多了一份或几份的现象。

10. 易位(translocation)　是指 2 条染色体同时发生断裂,一条染色体的断片移接到另一条非同源染色体的臂上的现象。

(二) 选择题

【A1 型题】

| 1. E | 2. D | 3. D | 4. A | 5. B | 6. C | 7. B | 8. B | 9. E | 10. C |
| 11. A | 12. B | 13. D | 14. C | 15. C | 16. A | 17. B | 18. E | 19. C | 20. A |

【A2 型题】

| 21. D | 22. C | 23. A | 24. D | 25. B | 26. C | 27. B | 28. C | 29. D | 30. E |

【B1 型题】

| 31. E | 32. C | 33. A | 34. D | 35. B | 36. A | 37. B | 38. C | 39. C | 40. D |

(三) 简答题

1. 人类染色体多倍体主要有三倍体(3n)和四倍体(4n),多见于流产的胚胎中。

三倍体的形成机制主要为双雄受精和双雌受精。①双雄受精,即同时有 2 个精子进入卵细胞使卵子受精。由于每个精子带有一个染色体组,因而它们与卵细胞中原有的一个染色体组共同形成了三倍体的受精卵。②双雌受精,即含有一个染色体组的精子与含有 2 个染色体组的异常卵细胞受精,即可形成三倍体的受精卵。

四倍体的形成机制是核内复制或核内有丝分裂。即在一次细胞分裂时,DNA 复制了 2 次,这样形成的 2 个子细胞都是四倍体。

2. 由于倒位发生时一般没有遗传物质的丢失,故倒位携带者本身并无表型的改变。但在减数分裂同源染色体配对联会时,由于基因顺序的颠倒,这一条倒位的染色体无法与另一条正常的染色体正常配对,而是形成了一个特殊的结构——倒位环。如果此时同源染色体在倒位环内发生重组,则会产生 4 种类型的配子。这 4 种配子分别与正常的异性配子结合时,就会有不同的情况产生。一种配子是完全正常的,与正常配子受精所形成的受精卵也是正常的;另一种配子含有一条倒位染色体,受精后发育为倒位染色体的携带者;其余 2 种配子均含有染色体部分片段的缺失和重复,因而在与正常配子结合之后,可形成部分单体、部分三体的胚胎,这种胚胎由于遗传物质严重失衡,常引发自然流产。

基于上述原因,倒位染色体的携带者在生育子女时常常有发生习惯性流产的情况。

（吴白燕）

第十章

单 基 因 病

一、学习目标

1. 掌握　分子病和先天性代谢缺陷病的概念；主要分子病的分子机制；先天性代谢缺陷的特征。

2. 熟悉　先天性代谢缺陷的分子机制。

3. 了解　主要的分子病和先天性代谢缺陷的临床症状。

二、习题

(一) 名词解释

1. 融合基因

2. α_1- 抗胰蛋白酶缺乏症

3. 罕见病

4. 假基因

5. 基因家族

6. 基因簇

(二) 选择题

【A1 型题】

1. α- 珠蛋白位于人类第几号染色体

    A. 6　　　　　　　　B. 11　　　　　　　　C. 14

    D. 16　　　　　　　　E. 22

2. β- 珠蛋白位于人类第几号染色体上

    A. 6　　　　　　　　B. 11　　　　　　　　C. 14

    D. 16　　　　　　　　E. 22

3. **不能**表达珠蛋白（globin）的基因是

    A. α　　　　　　　　B. β　　　　　　　　C. δ

    D. γ　　　　　　　　E. $\psi\beta$

4. 镰状细胞贫血的突变方式是

    A. GAG → GGG   B. GAG → GCG   C. GAG → GTG

    D. GAG → GAT   E. GAG → TAG

5. 血红蛋白 Barts 胎儿水肿综合征（hydrops fetalis）的基因型为

    A. − −/− −   B. − −/α−   C. − −/αα 或 −α/−α

    D. −α/αα   E. αα/αα

6. Hb H 病（Hb H disease）的基因型为

    A. − −/− −   B. − −/α−   C. − −/αα 或 −α/−α

    D. −α/αα   E. αα/αα

7. 标准型 α- 地中海贫血的基因型为

    A. − −/− −   B. − −/α−   C. − −/αα 或 −α/−α

    D. −α/αα   E. αα/αα

8. 静止型 α- 地中海贫血的基因型为

    A. − −/− −   B. − −/α−   C. − −/αα 或 −α/−α

    D. −α/αα   E. αα/αα

9. 引起镰状细胞贫血的 β- 珠蛋白基因突变的方式属于

    A. 移码突变   B. 错义突变   C. 无义突变

    D. 终止密码突变   E. 同义突变

10. Hb Lepore δβ 基因的形成的机制是

    A. 碱基替换   B. 移码突变   C. 重排

    D. 缺失   E. 错配引起不等交换

11. 属于受体病的分子病为

    A. 镰状细胞贫血   B. Hb Lepore

    C. 血友病 A   D. 家族性高胆固醇血症

    E. β- 地中海贫血

12. 属于凝血障碍的分子病为

    A. 镰状细胞贫血   B. Hb Lepore

    C. 血友病 A   D. 家族性高胆固醇血症

    E. α- 地中海贫血

13. 由于基因融合引起的分子病为

    A. 镰状细胞贫血   B. Hb Lepore

    C. 血友病 A   D. 家族性高胆固醇血症

    E. 先天性葡萄糖、半乳糖吸收不良症

14. 血友病 A 缺乏的凝血因子为

    A. Ⅷ   B. Ⅸ   C. Ⅺ

    D. vWF   E. Ⅹ

15. 血友病 B 缺乏的凝血因子为

    A. Ⅷ   B. Ⅸ   C. Ⅺ

    D. vWF   E. Ⅹ

16. 属于转运蛋白缺陷的分子病是

A. 镰状细胞贫血
B. Hb Lepore
C. 血友病 A
D. 家族性高胆固醇血症
E. 囊性纤维性化

17. 由于 DNA 修复系统缺陷而引起的疾病是
    A. 白化病
    B. 半乳糖血症
    C. 黏多糖贮积症（mucopolysaccharidosis）
    D. 苯丙酮尿症
    E. 着色性干皮病

18. 由于溶酶体酶缺陷而引起的疾病是
    A. 白化病　　　　　　B. 半乳糖血症　　　　　　C. 黏多糖贮积症
    D. 苯丙酮尿症　　　　E. 着色性干皮病

19. 由于酪氨酸酶的缺乏而引起的疾病是
    A. 白化病　　　　　　B. 半乳糖血症　　　　　　C. 黏多糖贮积症
    D. 苯丙酮尿症　　　　E. 着色性干皮病

20. 由于半乳糖 -1- 磷酸尿苷酸转移酶缺陷而引起的疾病是
    A. 白化病　　　　　　B. 半乳糖血症　　　　　　C. 黏多糖贮积症
    D. 苯丙酮尿症　　　　E. 着色性干皮病

21. Archibald Garrod（1857—1936）曾深入研究和报道的黑尿酸尿症疾病，患者缺乏
    A. 苯丙氨酸羟化酶　　B. 酪氨酸酶　　　　　　C. 溶酶体酶
    D. 黑尿酸氧化酶　　　E. 半乳糖激酶

22. 先天性代谢缺陷常常表现一大堆临床症状。下列哪一种为常见的症状
    A. 肥大　　　　　　　B. 黄疸 / 胆红素水平高　　C. 肿瘤形成
    D. 肌肉增大　　　　　E. 智力较高

23. 有关先天性代谢缺陷的描述
    A. 先天性代谢缺陷可能造成先天性的结构畸形
    B. 先天性代谢缺陷自 16 世纪便被描述报道
    C. 先天性代谢缺陷属于罕见病，且无有效的治疗措施，故不被临床所重视
    D. 先天性代谢缺陷可得到早期治疗和预防，故在临床上不属于大问题
    E. 先天性代谢缺陷的鉴别诊断较为容易

24. 苯丙酮尿症属于
    A. AR　　　　　　　　B. AD　　　　　　　　　C. XR
    D. XD　　　　　　　　E. Y 连锁遗传病

25. 血友病 B 属于
    A. AR　　　　　　　　B. AD　　　　　　　　　C. XR
    D. XD　　　　　　　　E. Y 连锁遗传病

26. 家族性高胆固醇血症属于
    A. AR　　　　　　　　B. AD　　　　　　　　　C. XR
    D. XD　　　　　　　　E. Y 连锁遗传病

27. 下列由于反馈抑制丧失引起疾病的分子病是

A. 自毁容貌综合征　　　　B. 卟啉病　　　　　　　　C. 肝豆状核变性

D. 胱氨酸血症　　　　　　E. 家族性黑矇性白痴

28. 静止型 α 地中海贫血患者之间婚配，生出轻型 α 地中海贫血患者的可能性是

A. 0　　　　　　　　　　B. 1/8　　　　　　　　　　C. 1/4

D. 1/2　　　　　　　　　E. 1

29. 正常个体与 1 例重型 β 地中海贫血患者结婚，其子女患轻型 β 地中海贫血的可能性为

A. 0　　　　　　　　　　B. 1/8　　　　　　　　　　C. 1/4

D. 1/2　　　　　　　　　E. 1

30. Duchenne 型肌营养不良的遗传方式是

A. AR　　　　　　　　　B. AD　　　　　　　　　　C. XR

D. XD　　　　　　　　　E. Y 连锁遗传病

31. 具有缓慢渗血症状的遗传病为

A. 苯丙酮尿症　　　　　B. 白化病　　　　　　　　C. 自毁容貌综合征

D. 血友病　　　　　　　E. 血红蛋白病

32. 与 G6PD 缺陷有关的疾病为

A. 胱氨酸尿症　　　　　B. 白化病　　　　　　　　C. 高胆红素血症

D. 血友病　　　　　　　E. 血红蛋白病

33. 血红蛋白 H 病患者的体内会形成下列哪一种珠蛋白肽链的四聚体

A. α_4　　　　　　　　　B. β_4　　　　　　　　　C. ε_4

D. γ_4　　　　　　　　　E. δ_4

34. 一个男孩是血友病 A（XR）的患者，其父母和祖父母的表型均正常。若没有新突变产生，其亲属中不可能罹患本病的人是

A. 外祖父　　　　　　　B. 姨表兄弟　　　　　　　C. 姑姑

D. 同胞兄弟　　　　　　E. 舅父

35. 黏多糖贮积症 I 型是缺乏下列哪一种酶

A. 酪氨酸酶

B. 艾杜糖 -2- 硫酸酯酶

C. α-L- 艾杜糖苷酸酶

D. 苯丙氨酸羟化酶

E. 次黄嘌呤鸟嘌呤磷酸核糖转移酶

36. 下列哪一种疾病 / 综合征为核酸代谢异常

A. G6PD 缺陷　　　　　B. 着色性干皮病　　　　　C. 基底细胞痣综合征

D. 尿黑酸尿症　　　　　E. 自毁容貌综合征

37. 具有精神发育迟缓、白内障、肝硬化征候群的遗传病是

A. PKU　　　　　　　　B. G6PD 缺乏症　　　　　C. 半乳糖血症

D. 尿黑酸尿症　　　　　E. 白化病

38. 一个表型正常的男性，其父亲为白化病患者，该男性与一个基因型和表型均正常的女性结婚，婚后如生育，其子女中有

A. 1/4 概率为白化病患者　　　　　　　　B. 1/4 概率为白化病携带者

C. 1/2 概率为白化病携带者　　　　　　　D. 1/2 可能为白化病患者

E. 全部子女的基因型及表现型都正常

39. 白化病根据致病突变基因可以分几型
    A. 2　　　　　　　　　　B. 3　　　　　　　　　　C. 4
    D. 5　　　　　　　　　　E. 6

40. HGPRT 缺陷症的遗传方式是
    A. 常染色体显性遗传　　　　　　　　B. 常染色体隐性遗传
    C. X- 连锁显性遗传　　　　　　　　　D. X- 连锁隐性遗传
    E. Y 染色体遗传

41. Gaucher 病的遗传方式是
    A. 常染色体显性遗传　　　　　　　　B. 常染色体隐性遗传
    C. X- 连锁显性遗传　　　　　　　　　D. X- 连锁隐性遗传
    E. Y 染色体遗传

42. 引起 Duchenne 型肌营养不良症的主要突变类型是
    A. 碱基置换突变　　　　　B. 移码突变　　　　　C. 缺失突变
    D. 插入突变　　　　　　　E. 同义突变

43. 成骨不全中常见的围生致死型是指
    A. Ⅰ型　　　　　　　　　B. Ⅱ型　　　　　　　　C. Ⅲ型
    D. Ⅳ型　　　　　　　　　E. Ⅴ型

44. 绝大多数先天性代谢缺陷为
    A. 常染色体显性遗传　　　　　　　　B. 常染色体隐性遗传
    C. X- 连锁显性遗传　　　　　　　　　D. X- 连锁隐性遗传
    E. Y 染色体遗传

45. 在机体内,酶的正常数量大大超过维持机体新陈代谢所必需的数量,因而能保证杂合子的正常代谢的酶活性一般为
    A. 100%　　　　　　　　　B. 75%　　　　　　　　C. 50%
    D. 5%　　　　　　　　　　E. 1%

46. 酶缺陷所引起的病理改变一般因为
    A. 底物堆积　　　　　　　B. 中间代谢产物堆积　　　C. 产物缺乏
    D. 以上全部　　　　　　　E. 以上都不是

47. 葡糖 -6- 磷酸脱氢酶缺乏的红细胞将出现
    A. NADPH 增加　　　　　　B. GSH 增加　　　　　　C. H_2O_2 增加
    D. O_2 增加　　　　　　　E. H_2O 增加

48. 胎儿期(妊娠 8 周至出生),血红蛋白合成的场所位于
    A. 卵黄囊　　　　　　　　B. 肝、脾　　　　　　　C. 骨髓
    D. 肾脏　　　　　　　　　E. 肺脏

49. 特殊的"地中海贫血面容"**不包括**
    A. 鼻塌眼肿　　　　　　　B. 上颌前突　　　　　　C. 头大额隆
    D. 骨质疏松　　　　　　　E. 水肿

50. 某些 HPFH 发生的分子基础是高表达
    A. γ 基因　　　　　　　B. α 基因　　　　　　C. β 基因

D. $\psi\alpha$ 基因 　　　　　E. δ 基因

51. 以下均属于血友病确诊试验的是

A. 凝血时间、激活部分凝血活酶时间、凝血因子Ⅷ:C 测定

B. 凝血酶原时间、凝血因子Ⅸ、凝血因子Ⅺ测定

C. 凝血时间、激活部分凝血活酶时间、凝血酶原时间测定

D. 凝血因子Ⅷ:C、凝血因子Ⅸ、凝血因子Ⅺ测定

E. 激活部分凝血活酶时间、凝血因子Ⅷ:C、凝血因子Ⅺ测定

52. 血管壁功能异常所致的出血性疾病是

A. 特发性血小板减少性紫癜 　　　　　B. 弥散性血管内凝血

C. 过敏性紫癜 　　　　　D. 血小板增多

E. 血友病

53. 地中海贫血与下列疾病有关的病理变化

A. 大细胞性贫血 　　　　　B. 正常细胞性贫血

C. 小细胞低色素性贫血 　　　　　D. 单纯小细胞性贫血

E. 球形细胞性贫血

【A2 型题】

54. 某男性患者,8 岁,精神发育迟缓,皮肤、毛发和虹膜色素减退,头发呈赤褐色,癫痫,湿疹,特殊的鼠样臭味尿。最可能的诊断是

A. 眼皮肤白化病Ⅲ型 　　　　　B. 典型的苯丙酮尿症

C. Duchenne 型肌营养不良 　　　　　D. 家族性高胆固醇血症

E. 尿黑酸血症

55. 某男性患者,24 岁,全身皮肤、毛发、眼睛缺乏黑色素,全身白化,终身不变。患者的视网膜无色素,虹膜和瞳孔呈现淡红色,畏光,眼球震颤。最可能的诊断是

A. 白化病 　　　　　B. 典型的苯丙酮尿症

C. 非典型的苯丙酮尿症 　　　　　D. 尿黑酸血症

E. 家族性高胆固醇血症

56. 出生婴儿哺乳后呕吐、腹泻,继而出现白内障、肝硬化、黄疸、腹水、智力发育不全、皮肤多处出血或有出血点。其最可能的诊断是

A. G6PD 缺乏症 　　　　　B. 黏多糖贮积症

C. 糖原贮积症 　　　　　D. 半乳糖血症

E. 白血病

57. 某男性患者,17 岁,进食蚕豆后一天出现急性血管内溶血,并伴有头晕、厌食、恶心、呕吐、疲乏等症状,继而出现黄疸、血红蛋白尿。其最可能的诊断是

A. G6PD 缺乏症 　　　　　B. 黏多糖贮积症

C. 糖原贮积症 　　　　　D. 半乳糖血症

E. 白血病

58. 某 3 岁患儿出现肝脾大、骨骼异常、面容粗陋并伴有智力障碍等症状,空腹血糖低下。其最可能的诊断是

A. G6PD 缺乏症 　　　　　B. 黏多糖贮积症 　　　　　C. 糖原贮积症

D. 半乳糖血症 　　　　　E. 白血病

59. 一个并指症女性与一个甲型血友病男性结婚,生育了一个男孩,其并指症状与母亲类同。他们若再生一个女孩,女儿为并指伴甲型血友病携带者的概率是

    A. 25%   B. 50%   C. 75%

    D. 100%   E. 0

60. 某男性患者,18 岁。自幼有出血倾向。出血时间延长,凝血时间正常,血小板 $150 \times 10^9/L$,血小板黏附率降低,部分凝血活酶时间延长,凝血酶原时间正常。其父也有类似病史。考虑的诊断应为

    A. 血友病   B. 血管性血友病

    C. 过敏性紫癜   D. 维生素 K 缺乏

    E. 遗传性出血性毛细血管扩张症

61. 某女性患者,40 岁,石油化工工人,长期与苯接触。1 年来全身乏力,Hb 6g/dl,血小板 50 000/dl,网织红细胞低于正常,肝脾不大,骨髓增生低下。可能的诊断是

    A. 缺铁性贫血   B. 巨幼细胞贫血   C. 再生障碍性贫血

    D. 溶血性贫血   E. 地中海贫血

62. 一对表现型正常的夫妇,连生了 3 个苯丙酮尿症患儿。他们生育表型正常孩子的概率

    A. 25%   B. 50%   C. 75%

    D. 100%   E. 0

63. 一个女性将常染色体上的某一突变基因传给她孙子的概率为

    A. 1/2   B. 1/4   C. 1/8

    D. 1/16   E. 0

64. 一对表现型正常的夫妇生了一个血友病 B 患儿,他们女儿患血友病的概率为

    A. 0   B. 1/2   C. 1/4

    D. 1/8   E. 1/16

65. 某男性患者,3 岁,表现为智力发育障碍、共济失调,具有敌对性和侵占性,常自毁容貌。其最可能的诊断是

    A. HGPRT 缺陷症   B. 着色性干皮病   C. Gaucher 病

    D. Tay-Sachs 病   E. 苯丙酮尿症

66. 患者为 2 岁女童,从海边回来后皮肤出现红斑、水肿,继而有色素沉着、皮肤干燥的表现。其父母为近亲结婚。患者最有可能罹患下列哪种病

    A. HGPRT 缺陷症   B. 着色性干皮病   C. Gaucher 病

    D. Tay-Sachs 病   E. 苯丙酮尿症

67. 患者为 1 岁半男童,表现出生长发育迟缓,肝脾大,结膜黄斑,面部及下肢有棕黄色色素沉着。已经诊断为 I 型 Gaucher 病。与本病有关的基因是

    A. *BCL-1*   B. *BCL-2*   C. *GBA*

    D. *C-myc*   E. *erb-B2*

68. 患者为 9 个月女童,对声、光及触觉敏感,有激惹现象。视网膜中心凹周围有灰白色的区域,眼底镜检查可见樱桃红色斑点。为了明确诊断,应进一步检查

    A. HEXA   B. G6PD   C. SOD

    D. GLB   E. HA

69. 某男性患者,4 岁,行走慢呈典型鸭步,不能正常跑步,容易跌倒。其最可能的诊断是

> A. 风湿性关节炎　　　　　　　　　　B. 系统性红斑狼疮
>
> C. 骨关节炎　　　　　　　　　　　　D. Duchenne 型肌营养不良症
>
> E. 强直性肌营养不良

70. 某男性患者,死胎。检查发现长骨短宽,四肢、肋骨多发性骨折;蓝色巩膜;身材发育矮小。其最可能的诊断是

> A. Ⅰ型成骨不全　　　　　　　　　　B. Ⅱ型成骨不全
>
> C. Ⅲ型成骨不全　　　　　　　　　　D. Ⅳ型成骨不全
>
> E. Ⅴ型成骨不全

【B1 型题】

(71 ~ 72 题共用备选答案)

> A. $\alpha_2\varepsilon_2$　　　　　　　　B. $\alpha_2\gamma_2$　　　　　　　　C. $\alpha_2\delta_2$
>
> D. $\zeta_2\varepsilon_2$　　　　　　　　E. $\alpha_2\beta_2$

71. 成年血红蛋白的分子最主要组成的是

72. 属于胎儿血红蛋白的分子组成的是

(73 ~ 74 题共用备选答案)

> A. 移码突变　　　　　　B. 密码子插入　　　　　　C. 密码子缺失
>
> D. 基因重排　　　　　　E. 碱基置换

73. α 地中海贫血产生的突变类型不包括

74. β 地中海贫血产生的突变类型不包括

(75 ~ 77 题共用备选答案)

> A. 镰状细胞贫血　　　　　　　　　　B. 家族性黑矇性痴呆
>
> C. 白化病　　　　　　　　　　　　　D. 肝豆状核变性
>
> E. Ehlers-Danlos 综合征

75. 引起红细胞膜破坏的分子病有

76. 与溶酶体酶缺陷有关的先天性代谢病有

77. *P* 基因突变的是

(三) 简答题

1. 何谓血红蛋白病? 可分为几类? 分子机制有哪些?

2. 先天代谢缺陷引起疾病的途径有哪些? 举例说明。

3. 为何部分 G6PD 缺陷女性杂合子的酶活性是正常的?

4. 试述血友病 A 的基因诊断方法。

5. 试述几种 Gaucher 病亚型的临床表现。

三、参考答案

(一) 名词解释

1. 融合基因(fusion gene)　是指 2 个基因或其各自的一部分组合成一个新的能表达的基因。

2. α_1- 抗胰蛋白酶缺乏症(α_1-antitrypsin deficiency):α_1- 抗胰蛋白酶为丝酶抑制蛋白超家族的

血清糖蛋白成员,可抑制胰蛋白酶、中性粒细胞弹性蛋白酶及其他蛋白水解酶。缺失这种抑制剂,中性粒细胞弹性蛋白酶破坏肺腺细胞,引起肺气肿。

3. 罕见病(rare disease)又称"孤儿病(orphan disease)",是指那些发病率极低的疾病。罕见病多为先天性疾病,虽然发病率低,但病种繁多、症状严重。国际较为公认的罕见病近7000种,主要涉及儿科、内分泌科、神经内科、骨科等专业,约80%的罕见病是由基因缺陷导致,仅有不到5%的罕见病可有效干预或治疗。

4. 假基因(pseudogene) 意即不产生有功能产物的基因。

5. 基因家族(gene family) 意即同一物种中结构与功能相似,进化起源上密切相关的一组基因(包含相关的外显子)。

6. 基因簇(gene cluster) 是指基因家族中来源相同、结构相似和功能相关的在染色体上彼此紧密连锁的一组基因。如 α 珠蛋白基因簇、β 珠蛋白基因簇。

(二) 选择题

【A1 型题】

1. D	2. B	3. E	4. C	5. A	6. B	7. C	8. D	9. B	10. E
11. D	12. C	13. B	14. A	15. B	16. E	17. D	18. C	19. A	20. B
21. D	22. B	23. A	24. C	25. C	26. B	27. C	28. C	29. E	30. C
31. E	32. C	33. B	34. C	35. E	36. E	37. C	38. C	39. C	40. D
41. B	42. C	43. B	44. B	45. C	46. D	47. C	48. C	49. E	50. A
51. D	52. B	53. C							

【A2 型题】

54. B	55. A	56. D	57. A	58. B	59. B	60. B	61. C	62. C	63. B
64. A	65. A	66. C	67. C	68. A	69. B	70. B			

【B1 型题】

71. E	72. B	73. D	74. E	75. A	76. B	77. C

(三) 简答题

1. ①血红蛋白分子合成异常引起的疾病称血红蛋白病(hemoglobinopathy);②血红蛋白疾病可分为:异常血红蛋白(包括血红蛋白结构变异体、胎儿血红蛋白持续存在症 hereditary persistence of fetal hemoglobin, HPFH)和地中海贫血两大类。

血红蛋白病的分子基础是珠蛋白基因的突变或缺陷所致。其中:①异常血红蛋白为血红蛋白分子的珠蛋白肽链结构异常,而影响到血红蛋白的溶解度、稳定性等生物学功能;②地中海贫血的特征是珠蛋白肽链合成速度的降低,导致 α 链和非 α 链合成的不平衡,在临床上表现为溶血性贫血。

2. 先天代谢缺陷引起疾病的途径有:①产物缺乏,如白化病为黑色素生产障碍;②底物堆积,如半乳糖血症,为有害底物半乳糖 -1- 磷酸和半乳糖在血液中的堆积所致的疾病;③激发次要代谢途径的开放,中间代谢产物的堆积,如苯丙酮尿症患者体内苯丙酮酸的堆积对神经产生毒性作用;④酶缺陷导致反馈抑制减弱,如先天性肾上腺皮质增生症。

3. 女性杂合子细胞内带有一对 G6PD 等位基因,即野生型等位基因(wild allele)和突变型等位基因(mutant allele)。由于其中一条 X 染色体的随机性失活,使得女性杂合子体内部分细胞群带有活性的野生型等位基因,而另一部分细胞群带有活性的突变型等位基因,成为嵌合体。如果带有活性的突变型等位基因细胞群的比例高,则这个女性杂合子将表现 G6PD 酶活性的明显降低;

如果带有活性的野生型等位基因细胞群的比例高,则将表现 G6PD 酶活性的轻度降低或正常。

4. 血友病 A 的基因诊断可分为直接诊断和间接诊断。

(1) 直接诊断:① F8 基因第 22 内含子倒位突变(Inv22)。目前,长片段 PCR(long-distance polymerase chain reaction,LD-PCR)的条件经过优化,已被商品化,可采用 LD-PCR 试剂盒法,其检测时间为 7 ~ 8 小时,操作重复性稳定。② F8 基因第 1 内含子倒位突变(Inv1):F8 基因 Inv22 突变检测结果为阴性者,再采用双管多重 PCR 技术检测其第 1 内含子是否存在倒位突变。③ F8 基因其他类型突变如点突变、插入或缺失等:直接测序是最准确、最直接的基因诊断方法,被认为是基因突变检测的金标准。但是,由于某部分患者并非由于基因突变而致病的,因此 DNA 测序只能检测出 98% 的基因突变。

(2) 间接诊断:利用连锁分析进行间接诊断。连锁分析需要利用特异性分子的遗传标志物。遗传标志物可以通过致病基因内外的限制性以及片段长度多态性获得,并可以通过家系成员间的关系来诊断血友病基因的遗传状况。如限制性片段长度多态性(RFLP)、可变数目串联重复序列(VNTR)、短串联重复序列(STR)和单核苷酸多态性(SNP)为常用的遗传标志物。

5. ① I 型 Gaucher 病:临床特点是患者无原发性中枢神经系统的症状。发病年龄从出生几个月至成人,患者多在婴 - 幼儿期表现出生长发育迟缓,肝脾大(可继发门脉高压),各类血细胞减少,骨髓被 Gaucher 细胞浸润。患者易发生肺部感染而死亡。有的患者可出现骨和关节的间歇痛和病理性骨折。可出现结膜黄斑,面部及下肢的黄色、棕黄色色素沉着。患者的病情严重程度不一,婴儿患者症状较严重,有些成人患者症状较轻,甚至没有临床症状。② II 型 Gaucher 病:急性 - 中枢神经系统受累型。患儿出生时多正常,婴儿期发病,2 岁前夭亡。其临床特点是婴 - 幼儿期出现急性的肝、脾、肺等重要器官受累及颅神经异常、椎体外束征等引起的症状,表现为肝脾大、生长迟缓、反复肺部感染;吸吮、吞咽困难、牙关紧闭、斜视、意识障碍、颈强直、头后仰、肌张力增高、角弓反张、腱反射亢进、进行性痉挛等。患儿常因肺部感染或缺氧而死亡。此外,还有一种类型发病更早、死亡率高,称之为围产期致死性 Gaucher 病。③ III 型 Gaucher 病:亚急性 - 中枢神经系统受累型。其临床特点是病程进展较 II 型戈谢病为慢。最初出现肝脾大,随后出现共济失调、惊厥等症状。III 型 A 常出现肌阵挛和痴呆;III 型 B 出现分离性核上水平凝视麻痹和攻击行为;III 型 C 患者常伴有心血管的钙化。

(蒋玮莹)

第十一章

多 基 因 病

一、学习目标

1. 掌握 多基因病和复杂性疾病等概念。

2. 熟悉 精神分裂症、糖尿病、原发性高血压、帕金森病、阿尔茨海默病的遗传特点。

3. 了解 精神分裂症、糖尿病、原发性高血压、帕金森病、阿尔茨海默病等多基因病的临床症状及发病因素。

二、习题

(一) 名词解释

1. 多基因病

2. 复杂疾病

3. 单体型

4. 易感基因

5. 候选基因

(二) 选择题

【A1 型题】

1. 下列疾病中**不属于**多基因病的是

    A. 类风湿性关节炎   B. 抑郁症   C. 唇裂

    D. 肝癌   E. 软骨发育不全

2. 以下哪一项**不属于**精神分裂症的临床特征

    A. 联想散漫   B. 意想倒错   C. 意识或智力障碍

    D. 缺乏自知力   E. 言行怪异

3. 甲夫妇生育了 1 例唇裂患儿,乙夫妇生育了 1 例唇裂并发腭裂的患儿。这 2 对夫妇各自再生育患儿的风险为

    A. 甲 > 乙   B. 乙 > 甲   C. 均为 1/4

    D. 均为 1/2   E. 无法比较确定

4. 精神分裂症的易感基因研究发现

    A. *KCNN3* 基因的 cDNA5′- 端的区域中 2 个 CAG 三核苷酸重复最常见

    B. *KCNN3* 基因的 cDNA5′- 端的区域中第 1 个 CAG 三核苷酸重复最常见

    C. *KCNN3* 基因的 cDNA5′- 端的区域中第 2 个 CAG 三核苷酸重复最常见

    D. *KCNN3* 基因并非精神分裂症的易感基因

    E. *KCNN3* 基因的 cDNA 可作为精神分裂症的遗传标记

5. 关于糖尿病(DM),哪一种说法最为正确

    A. 在临床中,1 型 DM 和 2 型 DM 是完全相同的疾病

    B. mtDNA 中的 tRNA 基因 3243bpA → G 的突变可引发 1 型 DM 和 2 型 DM

    C. 1 型 DM 和 2 型 DM 均为单基因病

    D. 1 型 DM 和 2 型 DM 均为多基因病

    E. 1 型 DM 和 2 型 DM 均为具有很强遗传异质性的复杂性疾病

6. 在研究 1 型糖尿病的易感基因中发现

    A. 染色体畸变明显

    B. HLA 具有强烈的易感效应

    C. 单个碱基的突变明显

    D. 与 1 型糖尿病相同,均存在 mtDNA 的突变

    E. 与 1 型糖尿病相同,均存在动态突变

7. 2 型糖尿病的遗传特性是

    A. 遗传异质性很强的多基因病   B. 呈单基因遗传方式

    C. 应属于染色体病   D. 呈 X- 链锁显性遗传方式

    E. 为母系遗传病

8. 下列哪一个基因可能是 2 型糖尿病的候选易感基因

    A. *KCNN3*   B. *PPARG*

    C. *ADRB2*   D. *5-HTR2A*

    E. *DRD3*

9. 精神分裂症的再现风险与下列哪一项因素**无关**

    A. 本病一般人群的发病率大小   B. 病情严重程度

    C. 家庭成员数   D. 近亲结婚

    E. 家庭中的患者人数

10. 目前的研究发现,精神分裂症的发病因素**不包括**

    A. 妊娠期间的病毒感染

    B. 社会环境

    C. 出生时并发窒息

    D. IgE 高亲和力受体基因的多态性

    E. 多巴胺受体基因的多态性

【A2 型题】

11. 某男性患者,63 岁,以 "右腿动作慢、僵硬、抖动 1 年,右手抖动半年" 为主诉就诊。近半年来,出现右手不自主抖动,休息时出现,情绪紧张或激动时加重,活动时改善。近 1 年来有嗅觉减退、情绪低落等情况。给予左旋多巴 / 卡比多巴控释片治疗后,右肢僵硬感显著改善,动作较前灵活。基因

检查结果发现患者 *PARKIN*（*PARK2*）基因有 ex3-7del 突变。提示患者最有可能罹患下列哪种疾病

    A. 精神分裂症   B. 糖尿病

    C. 原发性高血压   D. 帕金森病

    E. 阿尔茨海默病

12. 进一步询问上述 63 岁男性患者的病史和家族史后发现,其母和一个哥哥也有静止性震颤、肌强直、动作徐缓和姿势步态障碍(如慌张步态)等症状和病史。表明遗传因素在该病中起着极为重要的作用。欲精准确认患者的家族中该病是否由遗传因素引起,应建议首先做如下哪一组基因的检测

    A. *DRD3*、*5-HTR2A*、*RTN4R*、COMT 和 *HTR2A* 等

    B. *PARK2*、*SNCA*、*UCHL1*、*LRRK2* 和 *PINK1* 等

    C. *INS*、*INSR*、*GCK*、*KCNJ11* 和 *ABCC8* 等

    D. *APOB*、*AGT*、*AGTR1*、*SLC9A3* 和 *NOS2A* 等

    E. *APP*、*PSEN1*、*PSEN2*、*NOS3* 和 *ADAM10* 等

13. 某女性患者,73 岁,大学文化。以“进行性记忆力减退 2 年”为主诉就诊。患者 2 年前无明显诱因情况下逐渐出现记忆力减退,以近期记忆障碍为主,表现为不能回忆起当天发生的事。病情进行性加重,不能认识亲人和熟悉的面孔,出现计算力障碍,不能自行购物算账等。基因检查发现,该女性的 *APP* 基因存在 p.Val717Ile 突变。提示患者最有可能是罹患下列哪种疾病

    A. 精神分裂症   B. 糖尿病

    C. 原发性高血压   D. 帕金森病

    E. 阿尔茨海默病

14. 进一步询问上述女性患者的病史和家族史,发现其二姑也是进行性记忆力减退、有失语、日常生活不能自理等症状,最终昏迷,死于感染并发症。表明遗传因素在该病中起着极为重要的作用。欲精准确认患者的家族中该病是否由遗传因素引起,应建议首先做如下哪一组基因的检测

    A. *DRD3*、*5-HTR2A*、*RTN4R*、COMT 和 *HTR2A* 等

    B. *PARK2*、*SNCA*、*UCHL1*、*LRRK2* 和 *PINK1* 等

    C. *INS*、*INSR*、*GCK*、*KCNJ11* 和 *ABCC8* 等

    D. *APOB*、*AGT*、*AGTR1*、*SLC9A3* 和 *NOS2A* 等

    E. *APP*、*PSEN1*、*PSEN2*、*NOS3* 和 *ADAM10* 等

15. 42 岁的李先生是一名机关干部,体型偏胖。两年前,李先生开始出现劳累或生气后头晕、头痛,休息后可以完全缓解。半年前体检时测得血压 140/90mmHg,医生要他多注意身体。因近 1 周上述症状加重,来医院就诊,测得血压 170/105mmHg。门诊杨医生仔细询问了病史发现,李先生吸烟 20 余年,每天 1 包左右,没有嗜酒的不良习惯。其母死于高血压诱发的脑出血。基因检测结果发现,李先生为 *ECE1* 基因 -338C-A 变异体。提示李先生最有可能罹患下列哪种疾病

    A. 精神分裂症   B. 糖尿病

    C. 原发性高血压   D. 帕金森病

    E. 阿尔茨海默病

16. 考虑到上述李先生的母亲死于高血压诱发的脑出血,提示遗传因素在该病中起着极为重要的作用。因此,欲精准确认李先生的家族中该病是否由遗传因素引起,应建议首先做如下哪一组基因的检测

    A. *DRD3*、*5-HTR2A*、*RTN4R*、COMT 和 *HTR2A* 等

    B. *PARK2*、*SNCA*、*UCHL1*、*LRRK2* 和 *PINK1* 等

    C. *INS*、*INSR*、*GCK*、*KCNJ11* 和 *ABCC8* 等

    D. *APOB*、*AGT*、*AGTR1*、*SLC9A3* 和 *NOS2A* 等

    E. *APP*、*PSEN1*、*PSEN2*、*NOS3* 和 *ADAM10* 等

17. 老马今年61岁,体型偏胖,因近1年总是尿频、尿急、尿痛反复发作,而且尿量较多来医院就诊,测得血压160/92mmHg。门诊初测空腹血糖8.56mmol/L,餐后2小时血糖13.96mmol/L;尿常规显示葡萄糖(++),蛋白(+)。朱医生仔细询问病史后发现,老马晚上小便特别多,并且常感口渴,整天水杯不离手,进食量也增加,近1年体重下降约6kg,有时双手还有点麻木。基因检查结果发现,老马存在 *GCK* 基因的 p.Arg186Ter 突变。提示老马最有可能是罹患下列哪种疾病

    A. 精神分裂症   B. 糖尿病   C. 原发性高血压

    D. 帕金森病   E. 阿尔茨海默病

18. 对上述老马先生的家系调查后发现,其大姐也有多尿、多饮、多食和体重减少症状,合并有高血压、冠心病。表明遗传因素在该病中起着极为重要的作用。欲精准确认老马的家族中该病是否由遗传因素引起,应建议首先做如下哪一组基因的检测

    A. *DRD3*、*5-HTR2A*、*RTN4R*、COMT 和 *HTR2A* 等

    B. *PARK2*、*SNCA*、*UCHL1*、*LRRK2* 和 *PINK1* 等

    C. *INS*、*INSR*、*GCK*、*KCNJ11* 和 *ABCC8* 等

    D. *APOB*、*AGT*、*AGTR1*、*SLC9A3* 和 *NOS2A* 等

    E. *APP*、*PSEN1*、*PSEN2*、*NOS3* 和 *ADAM10* 等

19. 吕女士,高中文化,无业,未婚。有时候发生无原因的行为冲动,有时砸玻璃、砸电话、摔电视。每晚在地上睡觉2年多。症状加重3个月,疑心有人议论自己。吕女士表现行为怪异,自笑、发愣,或自言自语。因患者近期突然打来访的亲友,姐姐阻止她,便打姐姐。其母劝阻她,竟突然拿起菜刀要砍母亲。时哭时闹,生活无规律,常不吃饭,家里人实在难以护理下去而送入医院。基因检查结果发现,吕女士为 *DRD3* 基因的 p.Ser9Gly 突变。提示吕女士最有可能罹患下列哪种疾病

    A. 精神分裂症   B. 抑郁症   C. 双相情感障碍

    D. 帕金森病   E. 阿尔茨海默病

20. 对上述吕女士进行家族史调查后发现,其二姨妈也有联想散漫、情感淡漠、言行怪异、脱离现实等多方面的障碍。表明遗传因素在该病中起着极为重要的作用。欲精准确认吕女士的家族中该病是否由遗传因素引起,应建议首先做如下哪一组基因的检测

    A. *5-HTR2A*、*DRD3*、*RTN4R*、COMT 和 *HTR2A* 等

    B. *PARK2*、*SNCA*、*UCHL1*、*LRRK2* 和 *PINK1* 等

    C. *INS*、*INSR*、*GCK*、*KCNJ11* 和 *ABCC8* 等

    D. *APOB*、*AGT*、*AGTR1*、*SLC9A3* 和 *NOS2A* 等

    E. *APP*、*PSEN1*、*PSEN2*、*NOS3* 和 *ADAM10* 等

【B1型题】

(21 ~ 25题共用备选答案)

    A. 精神分裂症   B. 1型糖尿病   C. 2型糖尿病

    D. 帕金森病   E. 阿尔茨海默病

21. 又称胰岛素依赖性糖尿病。感染(尤其是病毒感染)、毒物等因素可诱发机体产生异常自身体液和细胞免疫应答,导致胰岛 β 细胞损伤,胰岛素分泌减少,多数患者体内可检出抗胰岛 β

细胞抗体的是

22. 具有思维情感、行为等多方面的障碍,以精神活动和环境不协调为特征的一类病因未明的功能性精神障碍者,可初步诊断为

23. 内源性胰岛素分泌能力相对不足或胰岛素抵抗导致的糖尿病,即非胰岛素依赖型糖尿病,又称为

24. 为一组原发性、渐进性中枢神经系统基底核、尤其是黑质变性的疾病。特征是震颤、肌强直、动作徐缓和姿势变形。曾称为震颤麻痹,现统称为

25. 一种呈进行性发展的致死性神经退行性疾病,表现为认知和记忆功能不断恶化,日常生活能力进行性减退,并有各种神经精神症状和行为障碍的是

(26 ~ 30 题共用备选答案)

A. *DRD3* 和 *5-HTR2A* 等   B. *PARK2* 和 *PINK1* 等

C. *INSR* 和 *GCK* 等   D. *REN* 和 *AGT* 等

E. *APP* 和 *PSEN1* 等

26. 常染色体隐性的家族性帕金森病有关的主要基因是

27. 精神分裂症的重要候选基因是

28. 2 型糖尿病的主要易感基因是

29. 肾素 - 血管紧张素系统功能紊乱的原发性高血压的主要候选基因是

30. 引起 Alzheimer 病的主要致病基因是

(三) 简答题

1. 简述精神分裂症的遗传特点。

2. 在估算糖尿病的再现风险时,应考虑哪些因素?

3. 简述 Alzheimer 病发生的遗传机制。

三、参考答案

(一) 名词解释

1. 多基因病(polygenic disease) 又称"多因子疾病(multifactorial disease)",现多称为复杂疾病(complex disorder)。是指由多基因与环境因素的共同作用导致的疾病。

2. 复杂疾病(complex disorder) 的发病涉及多基因与环境因素的互作(interaction),多条基因通路参与复杂疾病的发生。

3. 单体型(haplotype) 是指一条同源染色体上的等位基因或遗传标记所构成的组合。

4. 易感基因(susceptible gene) 是指和特定疾病具有阳性关联的基因或等位基因;或在相同的环境条件下,某些个体比一般个体更容易罹患某种疾病,则这些个体所携带的疾病相关基因就称为易感基因。

5. 候选基因(candidate gene) 意即对主基因(major gene)进行检测中作为候选者的并具有已知生物学功能的基因。

(二) 选择题

【A1 型题】

1. E   2. C   3. B   4. C   5. E   6. B   7. A   8. B   9. C   10. D

【A2 型题】

11. D　12. B　13. E　14. E　15. C　16. D　17. B　18. C　19. A　20.A

【B1 型题】

21. B　22. A　23. C　24. D　25. E　26. B　27. A　28. C　29. D　30.E

(三) 简答题

1. 精神分裂症(schizophrenia) 是一种多基因病,包括多种亚型。遗传因素在精神分裂症的发病过程中起着非常重要的作用,其遗传率约为 70% ~ 85%,有家族聚集性;环境因素在发病中也发挥着一定的作用。已研究发现了许多可疑的与神经精神生理活动有关的基因。与精神分裂症发生存在关联性的遗传因素包括补体多态性、HLA 多态性、多巴胺受体基因(DRD1 ~ DRD5)多态性、5- 羟色胺受体 2A(5-HTR2A)基因多态性、儿茶酚 -O- 甲基转移酶(COMT)、细胞色素 P_{450}(CYP)、载脂蛋白 E(ApoE)、钙离子激活的钾离子通道家族成员之一的 KCNN3 动态突变等。

2. 糖尿病(diabetes mellitus,DM) 在人群中的发病率逐年上升。研究发现,DM 具有遗传基础,95% 以上属于多基因病,环境因素的影响也很重要。业已发现呈单基因遗传的 DM 病例。在临床中,1 型 DM 和 2 型 DM 是完全不同的疾病,其病因、病程和遗传学具有很大的差异。

在计算糖尿病的再现风险时,一般应当考虑以下因素:①该病的遗传率和群体发病率。当某一种多基因病的遗传率为 70% ~ 80%,群体发病率为 0.1% ~ 1%时,患者一级亲属的再发风险为一般群体发病率的开方。②多基因的累加效应。家系中患病人数越多,则其再次生育 DM 患儿的再现风险越高。另外,病情越严重的,再次生育 DM 患儿的风险也相应增高。

3. Alzheimer 病(Alzheimer disease) 俗称"老年性痴呆",是全世界严重关注的复杂疾病。Alzheimer 病可分为家族性和散发性。大约 5% 的 Alzheimer 病患者有阳性家族史,其中一半以上的患者是由于 APP 基因的突变,同时存在早老蛋白 1(presenilin 1,PSEN1)及 PSEN2 基因的突变。OMIM 收录的影响散发性 Alzheimer 病(占 90% 以上)发病的主要致病和易感基因包括 HFE、A2M、NOS3、MPO、PLAU、APOE、ABCA7、ADAM10 等;OMIM 收录的与 Alzheimer 病相关基因 / 位点有:AD5 ~ AD19、APBB2、和 PLD3 等。近年来,通过对 Alzheimer 病家系患者的 WES 和 WGS 研究,发现了 1 个重要修饰基因 TREM2,编码"表达于髓样细胞上的引发受体 2"。几个罕见的 TREM2 点突变可显著增高 5 倍的晚发型 Alzheimer 病罹患风险,表明 TREM2 突变是仅次于 APOE 基因 ε4 等位基因的 Alzheimer 病风险因子。

Alzheimer 病相关基因的表达可能参与 14 种生物学过程、12 种细胞的组成和 25 个不同的信号转导通路,执行 9 种不同的生物分子功能,并与 24 种疾病的发生发展有关。

(杨保胜)

第十二章
线 粒 体 病

一、学习目标

1. 掌握　线粒体病的分类；mtDNA 突变引起的主要线粒体病。
2. 熟悉　核 DNA 与线粒体疾病的关系。
3. 了解　疾病过程中的线粒体变化。

二、习题

(一) 名词解释

1. 线粒体病
2. 线粒体脑肌病
3. mtDNA 耗竭综合征
4. Leigh 综合征
5. 母系遗传的糖尿病伴耳聋

(二) 选择题

【A1 型题】

1. Leber 视神经萎缩患者最常见的 mtDNA 突变类型为

    A. G14459A   B. G3460A   C. T14484C

    D. G11778A   E. G15257A

2. mtDNA 缺失可导致的遗传病为

    A. LHON（Leber hereditary optic neuropathy。Leber 视神经萎缩）

    B. MERRF（myoclonic epilepsy associated with ragged-red fibers。肌阵挛性癫痫伴碎红纤维病）

    C. MELAS（mitochondrial myopathy，encephalopathy，lactic acidosis，and stroke-like episodes。线粒体脑肌病伴乳酸酸中毒及卒中样发作综合征）

    D. KSS（Kearns-Sayre syndrome。Kearns-Sayre 综合征）

    E. Leigh 综合征

3. 1988 年首次确定的 mtDNA 点突变导致的线粒体基因病为

    A. LHON   B. 疯牛病   C. PKU

    D. KSS   E. MELAS

4. 随个体年龄的增长而逐渐增加的有关 mtDNA 突变类型主要为

    A. 点突变   B. 缺失   C. 插入

    D. 重排   E. mtDNA 耗竭

5. MELAS 最常见的突变类型为

    A. *MTTL1* 基因 A3243G 点突变   B. *MTND6* 基因 T14484C 点突变

    C. *MTND1* 基因 G3460A 点突变   D. *MTTK* 基因 A8344G 点突变

    E. mtDNA 缺失

6. mtDNA 突变和 nDNA 突变均能导致的疾病为

    A. LHON   B. MERRF   C. MELAS

    D. KSS   E. Leigh 综合征

7. 线粒体 rRNA 基因点突变可导致的疾病为

    A. LHON   B. MERRF

    C. MELAS   D. 氨基苷类抗生素引起的耳聋

    E. 帕金森病

8. mtDNA 大片段的缺失往往涉及

    A. 多个 ATPase8 基因   B. 多个 *ND* 基因   C. 多个、多种基因

    D. 多个 rRNA 基因   E. 多个 tRNA 基因

9. 与线粒体功能障碍无关的是

    A. 肿瘤   B. 苯丙酮尿症   C. 糖尿病

    D. 衰老   E. 帕金森病

10. KSS 和 CPEO（chronic progressive external ophthalmoplegia。慢性进行性外眼肌瘫痪）的病情严重程度取决于缺失型 mtDNA 的

    A. 缺失长度   B. 缺失部位   C. 杂质性水平

    D. 转录活性   E. 缺失阶段

11. 狭义的线粒体病是

    A. 线粒体功能异常所致的疾病   B. mtDNA 突变所致的疾病

    C. 线粒体结构异常所致的疾病   D. 线粒体数量异常所致的疾病

    E. mtDNA 数量变化所致的疾病

【A2 型题】

12. 某男性患儿,3 岁,因语言障碍及运动功能发育迟缓到医院就诊。初步检查发现,患者步态异常、共济失调、肌张力减弱、出现痉挛、语言障碍;脑脊液检查显示乳酸水平升高,肝功能正常;MRI 显示脑基底节病变;患儿有远视;听力检查正常。患者的舅舅年幼时有相似症状,已在 5 岁时夭折。根据上述资料,患者最可能的诊断为

    A. Leber 视神经萎缩   B. Kearns-Sayre 综合征   C. Leigh 综合征

    D. PKU   E. 帕金森病

13. 某男性患者,21 岁,因视力丧失来医院就诊。初步检查结果发现,患者 1 个月前右眼感觉视力减退,几天内发展到只能看到阴影;3 周后同样症状出现在左眼。平面视野显示双眼全视

野视力丧失,眼底检查视盘苍白。视网膜血管荧光显示双侧视盘苍白伴血管扭曲。视觉诱发电位显示视神经传导异常。患者的舅舅出现相似的视力丧失。根据上述资料,患者最可能的诊断为

  A. MERRF 综合征   B. Kearns-Sayre 综合征   C. Leigh 综合征

  D. Leber 视神经萎缩 E. MELAS 综合征

14. 某女性患者,15 岁,因智力障碍及上眼睑下垂到医院就诊。初步检查发现,患者身材矮小,中度智障,眼科检查发现患者双眼眼底色素改变,荧光血管图显示中度视网膜色素层萎缩。重症肌无力药物测试阴性。分子遗传学检查发现,患者的 mtDNA 存在 4977bp 片段的缺失。根据上述资料,患者最可能的诊断为

  A. 视神经炎   B. Kearns-Sayre 综合征   C. Leigh 综合征

  D. Leber 视神经萎缩 E. MELAS 综合征

15. 某男性患者,20 岁,因反复性呕吐、癫痫发作急诊入院就诊。初步检查发现,患者出现阵发性的偏头痛、呕吐及癫痫发作,下肢无力。实验室检查发现,血液中乳酸产物明显高于正常,肌电图显示双下肢肌肉出现病理变化。患者的母亲和舅舅均有癫痫病史。分子遗传学检查发现,患者的 mtDNA 存在 A3243G 点突变。根据上述资料,患者最可能的诊断为

  A. MERRF 综合征   B. Kearns-Sayre 综合征   C. Leigh 综合征

  D. Leber 视神经萎缩 E. MELAS 综合征

16. 某女性患儿,5 岁,因全身震颤、乏力伴生长发育落后 2 年到医院就诊。初步检查发现,患儿肌阵挛性癫痫,共济失调;脑电图检查异常;肌肉组织活检,用 Gomori 三色染色发现破碎红纤维。分子遗传学检查发现,患者的 mtDNA 存在 A8344G 点突变。患儿是抱养儿,出生史及家族史不详。根据上述资料,患者最可能的诊断为

  A. MERRF 综合征   B. Kearns-Sayre 综合征   C. Leigh 综合征

  D. Leber 视神经萎缩 E. MELAS 综合征

17. 某男性患者,26 岁,因血糖增高一个月到医院就诊。初步检查发现,患者空腹血糖及餐后血糖均高于正常。患者 3 年前出现听力渐进性下降,已排除出血性疾病、药物、外伤所致耳聋,电测听检查为感音神经性耳聋。此外,患者还伴有眼睑下垂、肌肉乏力现象。根据上述资料,患者最可能的诊断为

  A. MERRF 综合征

  B. KSS

  C. Leigh 综合征

  D. MIDD(diabetes and deafness,maternally inherited。母系遗传的糖尿病伴耳聋)

  E. 帕金森病

18. 某男性患者,15 岁,2 岁时出现听力下降,近乎丧失。10 岁时出现双手姿势异常,呈卷曲状,伸指困难。12 岁时逐渐出现行走缓慢,姿势异常,双上肢僵硬,摆臂较少,行走耐力下降。母系家族中多位表兄存在听力下降的症状,其中一位存在可疑的肌张力障碍。分子遗传学检查发现,患者的 *TIMM8A* 基因(即 *DDP* 基因)发生突变。根据上述资料,患者最可能的诊断为

  A. MERRF 综合征   B. Mohr-Tranebjaerg 综合征

  C. Leigh 综合征   D. MIDD(母系遗传的糖尿病伴耳聋)

  E. MELAS 综合征

19. 某男性患儿,1 岁,6 个月大时出现重度贫血及肝功能异常。骨髓涂片染色提示,骨髓环铁粒幼细胞 12%(正常参考值:阴性或偶见,不超过 5%);多次血液检测血乳酸值始终高于正常值,且

胰腺功能异常。对线粒体基因的高通量测序分析显示,患儿的 mtDNA 第 11940 ~ 15930 位核苷酸附近有大片段缺失。根据上述资料,患者最可能的诊断为

  A. MERRF 综合征   B. Mohr-Tranebjaerg 综合征

  C. Pearson 骨髓 - 胰腺综合征   D. Leigh 综合征

  E. MELAS 综合征

20. 某男性患者,40 岁,无明显诱因突然出现癫痫大发作入院,患者空腹血乳酸 4.56mmol/L (参考值:0.3~2.4);脑电图中度异常;腓肠肌活检示线粒体肌病可疑;Gomori 三色染色可见破碎红纤维。分子遗传学检查发现,mtDNA 第 3243 位点存在突变。上述检查结果提示,患者可能为

  A. MERRF 综合征   B. Kearns-Sayre 综合征

  C. Leigh 综合征   D. Leber 视神经萎缩

  E. MELAS 综合征

21. 某男性患者,18 岁,因突发双眼视物模糊 9 天入院。眼科检查发现,双眼视力从 0.8 将至 0.1,伴畏光。平面视野显示患者右眼各方向视野缺损,左眼中心视野缺损。眼底检查双眼视盘水肿。基因检测结果发现,患者的 mtDNA 第 14484 位点存在突变。根据上述资料,患者最可能的诊断为

  A. Kjer 型视神经萎缩(Kjer type optic atrophy)

  B. Leber 视神经萎缩

  C. 视神经炎

  D. 小儿视网膜母细胞瘤

  E. 闭角性青光眼

【B1 型题】

(22 ~ 24 题共用备选答案)

  A. A8344G 突变   B. A3243G 突变

  C. 大片段缺失(>1000bp)   D. 第 11778 位精氨酸被组氨酸所置换

  E. rRNA 突变

22. MERRF 综合征是

23. 导致 KSS 患者 mtDNA 结构的改变主要为

24. LHON 是

(25 ~ 27 题共用备选答案)

  A. *tRNA^{leu}* 基因结构异常,转录终止因子不能结合,rRNA 和 mRNA 合成的比例发生改变

  B. *tRNA^{lys}* 中与核糖体连接的 TΨC 环被破坏

  C. 4977bp 的 DNA 片段缺失

  D. nDNA 编码区突变

  E. T88993G 或 T88993C 点突变

25. MELAS 综合征最常见的突变是

26. mtDNA 突变引起的 Leigh 综合征最常见的突变是

27. 帕金森病患者脑组织中存在

(28 ～ 30 题共用备选答案)

    A. 常染色体显性遗传病 B. 常染色体隐性遗传病   C. X- 连锁显性遗传病

    D. X- 连锁隐性遗传病   E. Y 连锁遗传病

28. 丙酮酸脱氢酶复合体缺乏症是

29. Mohr-Tranebjaerg 综合征是

30. 线粒体复合体 Ⅱ 缺乏症是

(31 ～ 33 题共用备选答案)

    A. mtDNA 第 3460 位点   B. mtDNA 第 3243 位点

    C. mtDNA 的 rRNA 基因内   D. mtDNA 缺失所导致

    E. nDNA 突变所导致

31. 糖尿病 - 耳聋综合征最常见的突变是

32. LHON 较为常见的突变是

33. mtDNA 耗竭是由

(三) 简答题

1. 请根据线粒体碱基置换疾病的命名原则解释 *MTTH**MERRF12147A 的含义。

2. 广义的线粒体病从遗传学角度可以分为哪些类型?

3. 简述 Leber 视神经萎缩的主要临床特征及分子基础。

三、参考答案

(一) 名词解释

1. 线粒体病(mitochondrial disorder)　是由线粒体功能的异常而引起的一大类疾病。狭义的线粒体病仅由 mtDNA 异常所导致,可称为"线粒体基因病";而广义的线粒体病可由 mtDNA 异常或 nDNA 异常所导致,也可由两者共同作用所导致。

2. 线粒体脑肌病(mitochondrial encephalomyopathy)　是指一组由线粒体功能异常所导致的以中枢神经系统和骨骼肌受累为主的多系统疾病。包括 MELAS 综合征、MERRF 综合征及 Kearns-Sayre 综合征等疾病。

3. mtDNA 耗竭综合征(mtDNA depletion syndrome)　是指由于 nDNA 上的基因缺陷而造成的 mtDNA 的继发性突变疾病。主要表现为 mtDNA 数量严重减少而导致的能量生成障碍,多为常染色体隐性遗传,临床可分为肌病、脑病、肝性脑病等。

4. Leigh 综合征(Leigh syndrome)　是指一种早发性神经退行性疾病,由线粒体基因组或核基因组中与能量代谢有关的基因突变所致,呈母系遗传或常染色体隐性遗传。患者常在婴儿期或幼儿期发病,临床表现为多系统病变,病程进展迅速。

5. 母系遗传的糖尿病伴耳聋(diabetes and deafness, maternally inherited, MIDD)　是指一种发病与 mtDNA 点突变或缺失相关,并具有母系遗传特征的糖尿病。患者表现为成年后的糖尿病发病及神经性听力损伤,听力损伤症状的出现通常早于糖尿病症状。

(二) 选择题

【A1 型题】

1. D　2. D　3. A　4. B　5. A　6. E　7. D　8. C　9. B　10. C　11. B

【A2 型题】

12. C　　13. D　　14. B　　15. E　　16. A　　17. D　　18. B　　19. C　　20.E　　21. B

【B1 型题】

22. A　　23. C　　24. D　　25. A　　26. E　　27. C　　28. D　　29. D　　30.B　　31. B

32. A　　33. E

(三) 简答题

1. 线粒体 DNA 碱基置换疾病的命名包含 3 个部分的内容:①确定 mtDNA 的突变位点。*MTTH* 中的 *MT* 表示线粒体基因突变,第 2 个 *T* 代表 tRNA 基因,*H* 表示组氨酸,以说明突变发生在线粒体的 *tRNA^His* 基因上。②在星号之后以疾病字母缩略词表示所导致的疾病的名称,MERRF 即肌阵挛性癫痫伴碎红纤维病(myoclonic epilepsy associated with ragged-red fibers);③ 12147A 表示 mtDNA 第 12147 位点的碱基置换为 A。

2. 广义的线粒体病从遗传学角度可以分为以下类型

(1) mtDNA 突变引起的线粒体基因病:主要由 mtDNA 的点突变或缺失 / 插入引起。mtDNA 突变引起的线粒体基因病的遗传方式符合母系遗传,其表型与突变型 mtDNA 在同一细胞中的数量(杂质性)及组织分布(阈值效应)相关。

(2) nDNA 突变引起的线粒体病,又可分为 2 种:①编码线粒体蛋白(包括结构蛋白与非结构蛋白)的核基因缺陷,从机制上可以分为呼吸链复合体缺陷、线粒体转运缺陷、装配因子缺陷、线粒体蛋白合成障碍、辅酶 Q 合成缺陷、线粒体代谢缺陷和线粒体离子平衡缺陷等多种类型;②基因组交流的缺损:核基因突变导致了 mtDNA 稳定性降低,mtDNA 出现继发性突变,表现为 mtDNA 的多重缺失或耗竭。nDNA 突变引起的线粒体病的遗传方式符合孟德尔遗传。

3. Leber 视神经萎缩又称"Leber 病",其主要临床特征为双侧视神经严重萎缩引起的无痛性急性或亚急性双侧中心视力丧失,双侧视力可同时或先后出现减退。眼底检查通常发现有外周乳头状的毛细血管扩张、微血管病、视盘假性水肿和血管扭曲。

1988 年,最先探明的 Leber 视神经萎缩的发病分子机制为 mtDNA 第 11 778 位点的碱基由 G 置换为 A,使得 NADH 脱氢酶的 ND4 蛋白第 340 位氨基酸由精氨酸突变为组氨酸,ND4 的空间构型因而发生改变,引起 NADH 脱氢酶活性降低,线粒体产能效率下降,视神经细胞提供的能量不能长期维持视神经的完整结构,从而导致神经细胞退行性变、死亡。以后的研究发现,LHON 可分为 2 种亚型:①单个线粒体突变导致的 LHON。在此种类型中,约 95% 的病例由 3 种错义突变引起:*MTND4**LHON11778A、*MTND6**LHON14484C 及 *MTND1**LHON3460A。②少见的、需要二次突变或其他变异(如 nDNA 突变)才能引发的 LHON,其发病机制尚未完全明确。

(罗　兰)

第十三章

染 色 体 病

一、学习目标

1. 掌握　染色体病的特点和分类;常见的常染色体病和性染色体病的核型、遗传学机制和表型特征;Down 综合征的表型特征、遗传学类型和分子机制。

2. 熟悉　微缺失综合征和常染色体断裂综合征;染色体异常携带者的种类和遗传效应。

3. 了解　Down 综合征的诊断、治疗及预防。

二、习题

(一) 名词解释

1. 染色体病
2. 唐氏综合征
3. 微缺失综合征
4. 平衡易位携带者
5. Klinefelter 综合征
6. Turner 综合征

(二) 选择题

【A1 型题】

1. 最常见的染色体畸变综合征是
   A. Klinefelter 综合征 　　B. Down 综合征 　　C. Turner 综合征
   D. 猫叫综合征 　　E. Edwards 综合征

2. 猫叫综合征患者的核型为
   A. 46,XY,r(5)(p14) 　　B. 46,XY,t(5;8)(p14;p15)
   C. 46,XY,del(5)(p14) 　　D. 46,XY,ins(5)(p14)
   E. 46,XY,dup(5)(p14)

3. 核型为 "45,X" 者可诊断为
   A. Klinefelter 综合征 　　B. Down 综合征 　　C. Turner 综合征

  D. 猫叫综合征　　　　　　　E. Edwards 综合征

4. Klinefelter 综合征患者的典型核型是
  A. 45, X　　　　　　　　　B. 47, XXY　　　　　　　C. 47, XYY
  D. 47, XY(XX), +21　　　　E. 47, XY(XX), +14

5. Down 综合征为 _____ 染色体数目畸变
  A. 单体　　　　　　　　　　B. 三体　　　　　　　　　C. 单倍体
  D. 三倍体　　　　　　　　　E. 多倍体

6. 夫妇中的一方为一对非同源染色体间的相互易位携带者,与正常的配子相结合,则可形成多少种类型的合子
  A. 8　　　　　　　　　　　　B. 12　　　　　　　　　　C. 16
  D. 18　　　　　　　　　　　E. 20

7. Edwards 综合征的核型为
  A. 45, X　　　　　　　　　　B. 47, XXY　　　　　　　C. 47, XY(XX), +13
  D. 47, XY(XX), +21　　　　E. 47, XY(XX), +18

8. 大部分 Down 综合征都属于
  A. 易位型　　　　　　　　　B. 游离型　　　　　　　　C. 微缺失型
  D. 嵌合型　　　　　　　　　E. 倒位型

9. 下列哪种遗传病可通过染色体检查而确诊
  A. 苯丙酮尿症　　　　　　　　　　　B. 白化病
  C. 血友病　　　　　　　　　　　　　D. Wolf-Hirschhorn 综合征
  E. Huntington 病

10. 体细胞间期核内 X 小体数目增多,可能为
  A. Smith-Lemli-Opitz 综合征　　　　B. Down 综合征
  C. Turner 综合征　　　　　　　　　　D. 超雌
  E. Edwards 综合征

11. 有关人类染色体病的描述,下列哪一项正确
  A. 染色体病发病率低,因而在临床实践中的重要性不大
  B. 染色体病可能受父本年龄因素的影响
  C. 在活婴中,性染色体非整倍体异常比常染色体非整倍体异常更为多见
  D. 在染色体病患者中,均已观察到每一号染色体发生整条染色体非整倍体的病例情况
  E. 染色体病的最常见临床后果就是新生儿有出生缺陷的现象

12. 14/21 罗氏易位的女性携带者与正常人婚配,其生下的子女患 Down 综合征风险为
  A. 1　　　　　　　　　　　　B. 1/2　　　　　　　　　C. 1/3
  D. 1/4　　　　　　　　　　　E. 3/4

13. 倒位染色体携带者的倒位染色体在减数分裂的同源染色体配对中形成
  A. 环状染色体　　　　　　　B. 倒位环　　　　　　　　C. 染色体不分离
  D. 染色体丢失　　　　　　　E. 等臂染色体

14. 与 Down 易患白血病相关的基因是
  A. *COL6A1/2*　　　　　　　B. *GATA1*　　　　　　　C. *DCR*
  D. *DSCAM*　　　　　　　　E. *MNBH*

15. 快乐木偶综合征（Angelman syndrome）的发生是由于

 A. 来自母亲的染色体片断缺失   B. 来自父亲的染色体片断缺失

 C. 线粒体基因大片段缺失   D. 抑癌基因的缺失

 E. 动态突变造成

16. 关于人类染色体非整倍体，哪一项描述正确

 A. 染色体非整倍体在妊娠期间罕见

 B. 妊娠时间越长，越易观察到染色体非整倍体

 C. 若怀孕时发生染色体非整倍体，则胚胎多半以流产结束

 D. 所有的整条染色体三体个体产后均无法成活

 E. 所有的整条染色体单体个体产后均无法成活

【A2 型题】

17. 某夫妇，丈夫 30 岁，妻子 26 岁，生育了一个男孩，现 1 岁，比同龄儿童智力发育落后，而且特别肥胖，到医院检查后，被怀疑为 Prader-Willi 综合征。医生应建议先做下列何种检查

 A. 妻子做染色体检查   B. 丈夫做染色体检查

 C. 妻子做致病基因检测   D. 丈夫做致病基因检测

 E. 妻子弓形虫感染检测

18. 某女性患者，18 岁，一直没有性发育，身高只有 1.45m。另外，其后发际很低。到医院就医后，被诊断 Turner 综合征。本病比较可行的治疗方法是

 A. 补充雄激素   B. 补充雌激素   C. 补充生长激素

 D. 补充类固醇激素 E. 补充维生素 D

19. 某孕妇，32 岁，初次妊娠。产前检查显示，血清三联指标异常（AFP 1.04，HCG 3.62，uE3 0.83）。医生建议做染色体检查。目前她怀孕 16 周，建议做哪种检查比较适合

 A. 羊水染色体检查   B. 绒毛膜染色体检测

 C. 脐穿刺取胎儿血液检查   D. 胎儿镜取胎儿组织检查

 E. 芯片检查

20. 某夫妇，男 32 岁，女 31 岁，生育了一个男孩。出生时哭声很奇怪，有点像小猫的叫声，通贯手，吸吮能力低。应建议给孩子做以下哪一种检查

 A. 基因测序   B. 染色体检查   C. 激素检查

 D. 系谱分析   E. 抗体检查

21. 某男性 31 岁，其妻 30 岁，连续两次怀孕都自发流产了。在医生的建议下，夫妇俩人进行了染色体检查。男方的核型为：46,XY,–21,+t(21q21q)，女方为：46,XX。他们生育正常孩子的可能性为多少

 A. 100%   B. 75%   C. 50%

 D. 25%   E. 0

22. 某男性患者，19 岁，身高 1.96m，胡须、阴毛稀少，睾丸小、男性的第二性征发育不良，喉结不明显。染色体间期检查分析发现 1 个 Barr 小体，提示其可能罹患

 A. Patau 综合征   B. Turner 综合征   C. Down 综合征

 D. Klinefelter 综合征 E. 多 Y 综合征

23. 某女性患者，25 岁，身高 1.60m，原发闭经，就医检查发现性腺发育不全，做染色体检查发现其核型为：46,XX，但其中一条 X 染色体上有缺失。根据其临床表现，缺失的位置可能在

A. Xp 远端 　　　　　　　　　B. Xp 整个短臂缺失

C. Xq22 远端 　　　　　　　　D. Xq13-q26 缺失

E. Xq 整个长臂缺失

24. 某男性患者,17岁,智力低下,头部后枕突出,摇椅样足,特殊握拳姿势;检查发现肌张力亢进;有先天性心脏病。染色体检查后发现,最可能为

A. 游离型 18 三体　　　B. 易位型 18 三体　　　C. 嵌合型 18 三体

D. 易位型 21 三体　　　E. 嵌合型 21 三体

25. 某男性患者,12岁,被诊断罹患了一种常染色体断裂综合征。面部、颈项部、双前臂色素斑 5 年余。患者 1 岁 8 个月时无明显诱因,鼻两侧出现褐色皮疹,无自觉症状,之后皮疹数量逐渐增多,颜色逐渐加深,扩展至整个面部、颈项部、双前臂等暴露部位,伴皮肤干燥粗糙,夏季加重,冬季可略缓解。根据其临床表现,可能为

A. 着色性干皮病 　　　　　　　B. Patau 综合征

C. Bloom 综合征 　　　　　　　D. Fanconi 贫血

E. 共济失调性毛细血管扩张症

26. 某一对年轻夫妇,为将来能生育健康的孩子。在备孕阶段做了染色体检查,其中妻子一方检查结果为某一非同源染色体间的相互易位携带者:46,XX,t(2:5)(q21;q31)携带者。他们非常担心,想知道生育健康孩子的可能性是多少。医生告诉他们,理论上妻子的这种情况可形成 18 种配子,与正常配子结合后

A. 不能产出正常的子代

B. 只有一种正常,其余 17 种都不正常

C. 只有一种为表型正常的平衡易位型携带者,其余 17 种均不正常

D. 其中仅一种正常,一种为表型正常的平衡易位型携带者,其余 16 种均不正常

E. 50% 正常,50% 为表型正常的平衡易位型携带者

【B1 型题】

(27 ~ 30 题共用备选答案)

A. Angelman 综合征　　　B. Bloom 综合征　　　C. 猫叫综合征

D. Patau 综合征　　　　　E. Prader-Willi 综合征

27. 父源第 15 号染色体有微缺失是

28. 第 5 号染色体短臂缺失是

29. 第 13 号染色体三体是

30. 母源第 15 号染色体有微缺失是

(31 ~ 32 题共用备选答案)

A. 47,XXX　　　　　　　B. 47,XXY　　　　　　　C. 47,XYY

D. 46,X,i(Xq)　　　　　E. 45,X

31. Klinefelter 综合征的核型为

32. 超雌综合征的核型为

(三) 简答题

1. 试述 Down 综合征的一般特征。

2. 为何 21/21 染色体平衡易位携带者不应生育?

三、参考答案

(一) 名词解释

1. 染色体病(chromosomal disorder) 是指染色体数目或结构异常引起的临床综合征。

2. 唐氏综合征(Down syndrome) 又称"21 三体综合征(trisomy 21 syndrome)",旧称"先天愚型",主要临床表现为精神发育迟缓、短头、鼻梁低平、睑裂外角上斜、内眦赘皮、伸舌、猿掌、小指向内弯曲、先天性心脏病等的多发性先天畸形。病因主要是多了一条第 21 号染色体。

3. 微缺失综合征(microdeletion syndrome) 意即由于染色体上某些小带的缺失(涉及多个邻接基因)所导致的畸形。

4. 平衡易位携带者(carrier of balanced translocation):平衡易位是指两条非同源染色体发生交换后,基因组成和表型均保持不变。虽然平衡易位对基因表达和个体发育一般无严重影响,但平衡易位携带者可产生不平衡配子和异常妊娠的风险较高,可能造成多次自然流产等。

5. Klinefelter 综合征(Klinefelter syndrome) 又称"先天性睾丸发育不全",其核型多为"47,XXY",偶见"48,XXXY"。临床表现以身材较高,睾丸小,第二性征发育不良,乳房女性化,不育为特征。

6. Turner 综合征(Turner syndrome) 又称"先天性卵巢发育不全",其核型多为"45,X",少数为嵌合体核型。患者呈女性体态,但卵巢发育不全,身材矮小,肘外翻等。

(二) 选择题

【A1 型题】

1. B　　2. C　　3. C　　4. B　　5. B　　6. D　　7. E　　8. B　　9. D　　10. D

11. C　　12. C　　13. B　　14. B　　15. A　　16. C

【A2 型题】

17. B　　18. B　　19. A　　20. B　　21. E　　22. D　　23. A　　24. C　　25. A　　26. D

【B1 型题】

27. E　　28. C　　29. D　　30. A　　31. B　　32. A

(三) 简答题

1. Down 综合征的一般特征包括:①明确的综合征,症状上有所不同,但不影响诊断;②大多为新发生、散在的病例;③同卵双生具有一致性;④男性患者没有生育力,而极少数女性患者可生育;⑤随孕妇年龄的增高,本病的发病率也升高,尤其当孕妇大于 35 岁时发病率明显增高;⑥患者的预期寿命短,易患先天性心脏病;⑦表型特征的表现度不同;⑧易患急性白血病。

2. 如果父母之一为 21/21 平衡易位携带者时,① 1/2 胎儿将因核型为 21 单体而流产;② 1/2 核型为"46,−21,+ t(21q21q)",活婴 100% 为 21/21 易位型先天愚型患儿。因此,21/21 平衡易位携带者不应生育为宜。

(刘　雯)

第十四章

遗传性免疫缺陷

一、学习目标

1. 掌握　遗传性免疫缺陷病的基本概念；先天性胸腺发育不良综合征、X-连锁无丙种球蛋白血症的基本临床表现和免疫缺陷机制。

2. 熟悉　重症联合免疫缺陷、IgA 缺陷及 IgG 亚型缺陷、IgM 增多伴随免疫缺陷的临床表现和免疫缺陷机制。

3. 了解　免疫细胞发育的基本机制及其与免疫缺陷的关系；巨噬细胞免疫缺陷、补体缺陷的临床表现和免疫缺陷机制。

二、习题

(一) 名词解释

1. 原发性免疫缺陷

2. 重症联合免疫缺陷病

3. 模式识别受体

4. 慢性肉芽肿病

5. 遗传性血管神经性水肿

(二) 选择题

【A1 型题】

1. 常染色体隐性遗传的重症联合免疫缺陷病（SCID）最常见的原因是

　　A. ADA 缺陷　　　　　　　B. IgG 缺陷　　　　　　　C. Rag2 缺陷

　　D. AID 缺陷　　　　　　　E. MHC Ⅰ类分子缺陷

2. 先天性胸腺发育不全患儿常出现低钙的表现，其原因是

　　A. T 细胞缺陷　　　　　　　　　　　B. 心脏发育异常

　　C. 甲状旁腺发育异常　　　　　　　　D. 因感染导致长期食欲下降

　　E. 原因尚不清楚

3. X-连锁隐性遗传重症联合免疫缺陷病（SCID）的突变基因是

A. *IL2RA*　　　　　　B. *IL2RB*　　　　　　C. *IL2RG*

D. *IL3RA*　　　　　　E. *IL4RA*

4. 在反复化脓性感染患者中发现 *IRAK4* 和 *MyD88* 基因存在突变,其突变形式一般**不是**

A. 插入突变　　　　　　B. 缺失突变　　　　　　C. 错义突变

D. 无义突变　　　　　　E. 染色体易位

5. IgM 增多伴随免疫缺陷(immunodeficiency with increased IgM, HIGH)机制是免疫球蛋白基因的

A. 重链类别转换异常　　　　　　　　B. 轻链类别转换异常

C. 超突变异常　　　　　　　　　　　D. 等位基因排斥异常

E. 重链增强子与 *c-Myc* 基因融合

6. X- 连锁无丙种球蛋白血症(X-linked agammaglobulinemia, X-LA)的日常治疗可采用

A. 小剂量抗生素　　　B. 大剂量抗生素　　　　C. 加强营养

D. 静脉注射丙种球蛋白　　E. 反复输血

7. 慢性肉芽肿病的致病基因是

A. NADH 脱氢酶基因　　　　　　　　B. NADPH 氧化酶基因

C. 血红素氧化酶基因　　　　　　　　D. 单胺氧化酶基因

E. 一组与糖代谢相关的酶的基因

8. 遗传性血管扩张性共济失调症的免疫细胞发育障碍是由于

A. 血管发育异常　　　　　　　　　　B. 神经发育异常

C. 细胞信号转导异常　　　　　　　　D. DNA 甲基化反应异常

E. DNA 损伤修复异常

9. 先天性 T 细胞缺陷也常常伴有抗体产生异常,其原因是

A. T 细胞调控 B 细胞功能　　　　　　B. T 细胞也可产生部分抗体

C. T 细胞调控抗体代谢　　　　　　　D. T、B 细胞都有免疫受体基因重排

E. T、B 细胞都来自造血干细胞

10. X- 连锁无丙种球蛋白血症(X-linked agammaglobulinemia, X-LA)的致病基因为

A. *AKT*　　　　　　B. *BTK*　　　　　　C. *PKC*

D. *RTK*　　　　　　E. *ERK*

【A2 型题】

11. 某男婴,24 个月,因呼吸道感染伴发肺炎入院。其足月顺产,出生后 3 个月起反复发生化脓性细菌感染。家族中无遗传病史,2 个姐姐均无细菌感染的易感倾向。实验室检查见 T 细胞基本正常,B 细胞严重减少,血清 IgG、IgA、IgM 水平明显降低。其最可能的诊断为

A. X- 连锁隐性遗传重症联合免疫缺陷病

B. 系统性红斑狼疮

C. 辐射病

D. X- 连锁无丙种球蛋白血症

E. 结核菌感染

12. 某男性,5 岁,因胸壁脓肿入院。其足月顺产,出生后 4 周起反复发生脓肿性细菌感染。家族中无遗传病史。实验室检查见脓肿为葡萄球菌感染。中度贫血伴多形核细胞增多,血清 IgG 和 IgA 水平明显上升。中性粒细胞对金葡菌的移动和吞噬正常,但胞内杀菌能力下降。其最可能

的诊断为

    A. X-连锁隐性遗传重症联合免疫缺陷病

    B. 慢性肉芽肿病

    C. 系统性红斑狼疮

    D. 胸壁异物导致感染

    E. 金葡菌合并结核菌感染导致冷脓肿

13. 某男性,23 岁,因头枕部痛伴呕吐 24 小时入院。无遗传病史。体温 38.9℃,意识不清、烦躁。头部 CT 无异常。脑脊液检查可培养出脑膜炎双球菌。实验室检查见血清 IgM、IgG 和 IgA 水平正常,但补体 C6 缺陷。其最可能的诊断为

    A. 原发性补体缺陷伴脑膜炎   B. 脑出血

    C. 病毒性脑炎   D. 急性期系统性红斑狼疮

    E. 药物中毒

14. 某男性,3 岁,因鼻窦和肺部感染入院。其步态摇摆,眼和皮肤的毛细血管扩张。实验室检测见血中 T 细胞数和 T 细胞功能都大幅下降,IgG、IgA 缺陷。核型分析见多发染色体断裂。其最可能的诊断为

    A. Bloom 综合征   B. 先天性髋关节脱位   C. 重症联合免疫缺陷病

    D. 先天性血管瘤   E. 遗传性血管扩张性共济失调症

15. 某女性,2 岁,因反复肺部感染入院。其足月顺产,但新生儿时常手足抽搐。眼距加宽,耳郭低位,鼻唇沟缩短。心脏彩超见主动脉弓和心脏有缺陷。实验室检测见血中 T 细胞数大幅减少,T 细胞功能下降,IgG、IgA 水平下降,低血钙。其最可能的诊断为

    A. Bloom 综合征   B. 先天性胸腺发育不全

    C. 重症联合免疫缺陷病   D. 法洛四联症(tetralogy of Fallot)

    E. 遗传性血管扩张性共济失调症

16. 某女孩,2 岁,反复感染入院。实验室检测见外周血 T、B 淋巴细胞数严重减少,低免疫球蛋白血症。细胞 ADA 活性低,dATP 水平升高。其最可能的诊断为

    A. Bloom 综合征

    B. 先天性胸腺发育不全

    C. 常染色体隐性遗传重症联合免疫缺陷病

    D. X-连锁无丙球蛋白血症

    E. 遗传性血管扩张性共济失调症

17. 某女性,16 岁。其体表不同部位出现反复发作的肿胀,有时突发不明原因的剧烈腹痛和呕吐,有时甚至忽然发生呼吸道闭塞和窒息感。实验室检测见外周血 T、B 淋巴细胞数正常。进一步检测见补体 C1 抑制因子显著下降。其最可能的诊断为

    A. 癫痫   B. 内脏型银屑病

    C. 重症风疹   D. 遗传性血管神经性水肿

    E. 遗传性血管扩张性共济失调症

18. 某男性,22 岁,因反复化脓性感染合并腹泻入院,实验室检查 IgG 和 IgA 缺陷而多克隆 IgM 水平为 250mg/dl,且针对组织抗原、嗜中性粒细胞、血小板的 IgM 自身抗体阳性。其最可能的诊断为

    A. 系统性红斑狼疮   B. 自身免疫性肾病

C. 遗传性 IgM 增多伴随免疫缺陷　　　D. 遗传性血管神经性水肿

E. 骨髓瘤

19. 某女孩, 2 岁, 因反复感染入院。实验室检测见外周血 T、B 淋巴细胞数严重的减少, 低免疫球蛋白血症。细胞 ADA 活性低。诊断为常染色体隐性遗传重症联合免疫缺陷病。其根本性治疗措施为

A. 大量抗生素　　　　　B. 小剂量激素维持　　　　C. 基因治疗

D. 免疫球蛋白注射　　　E. 低核苷酸饮食治疗

20. 某男婴, 2 个月, 因呼吸道感染伴发肺炎入院。其足月顺产, 出生后 3 个月起反复发生化脓性细菌感染。家族中无遗传病史, 2 个姐姐均无细菌感染的易感倾向。首先考虑的辅助检查是

A. PET-CT　　　　　　　　　　　　B. 核磁共振

C. 血液肿瘤标志物　　　　　　　　　D. 血液淋巴细胞和免疫球蛋白水平

E. 血液细菌培养

【B1 型题】

(21 ~ 22 题共用备选答案)

A. 大剂量抗生素　　　　B. B 淋巴细胞输入　　　　C. T 淋巴细胞输入

D. 丙种球蛋白注射　　　E. 基因治疗

21. 用于 X- 连锁无丙种球蛋白血症的常规维持治疗的是

22. 能够根治 ADA 缺陷引起的 SCID 的方法是

(23 ~ 24 题共用备选答案)

A. 全部 Ig 升高　　　　B. 全部 Ig 降低　　　　C. IgG 降低

D. IgM 升高伴随 IgG 降低　　　E. IgA 升高

23. X- 连锁无丙种球蛋白血症常常出现的是

24. X- 连锁隐性遗传 SCID 常常出现的是

(25 ~ 26 题共用备选答案)

A. 常染色体显性遗传　　　B. 常染色体隐性遗传　　　C. X- 连锁隐性遗传

D. 线粒体遗传　　　　　　E. 非遗传性发育异常

25. 遗传性血管扩张性共济失调症的遗传模式是

26. X- 连锁无丙种球蛋白血症的遗传模式是

(三) 简答题

1. 常染色体隐性遗传 SCID 的发病机制是什么?

2. 简述 X- 连锁无丙种球蛋白血症的致病基因和发病机制。

3. 先天性胸腺发育不良 (DiGeorge 症候群) 患儿为何常有低血钙表现?

三、参考答案

(一) 名词解释

1. 原发性免疫缺陷 (primary immunodeficiency)　是指由于先天性遗传因素或先天发育不全造成的一个或多个免疫系统要素的缺损或低下引起的免疫功能不全。

2. 重症联合免疫缺陷病即 SCID（severe combined immunodeficiency disease），是一组胸腺、淋巴组织发育不全及免疫球蛋白缺乏的遗传病，机体不能产生体液免疫和细胞免疫应答，通常系 T 细胞和 B 细胞均缺乏或功能缺陷所致。

3. 模式识别受体（pattern recognition receptor，PRR）　是一类主要表达于固有免疫细胞表面、非克隆性分布、可识别一种或多种病原相关分子模式（PAMP）的识别分子。

4. 慢性肉芽肿病（chronic granulomatous disease，CGD）　系原发性吞噬细胞缺陷病。患者的吞噬细胞 NADPH 氧化酶基因缺陷，产生活性氧的能力减弱。因此，吞噬细胞在吞噬微生物后，由于无法产生超氧自由基和过氧化氢，故不能杀灭吞噬的细菌或真菌。被吞噬的细菌随吞噬细胞周游全身，诱导针对细菌抗原的细胞免疫应答，引发持续性慢性感染，形成多发性肉芽肿。

5. 遗传性血管神经性水肿（hereditary angioneurotic edema，HAE）　系 C1 抑制因子缺陷造成，呈常染色体显性遗传，为临床上最重要的补体缺陷病。表现为患者体内不同部位出现反复发作的肿胀（血管性水肿）。

（二）选择题

【A1 型题】

1. A　　2. C　　3. C　　4. E　　5. A　　6. D　　7. B　　8. E　　9. A　　10. B

【A2 型题】

11. D　　12. C　　13. A　　14. E　　15. B　　16. C　　17. D　　18. C　　19. C　　20.C

【B1 型题】

21. D　　22. E　　23. B　　24. B　　25. B　　26. C

（三）简答题

1. 最常见的是腺苷脱氨酶（adenosine deaminase，ADA）缺乏症，占 SCID 病例的 20%。ADA 为一种嘌呤降解酶，使腺苷脱氨基产生肌苷。ADA 是嘌呤核苷代谢中的必需酶。ADA 缺乏可导致体内脱氧腺苷水平升高，脱氧腺苷逐渐磷酸化形成三磷酸脱氧腺苷。细胞内大量脱氧腺苷及其代谢产物的蓄积，对细胞具有毒性，干扰 DNA 合成中所必需的核糖核酸还原酶的作用。ADA 缺乏主要累及淋巴细胞，使 T、B 细胞发育不全和产生功能障碍，导致严重细胞、体液免疫缺陷。

2. X- 连锁无丙种球蛋白血症（X-linked agammaglobulinemia，X-LA）又称先天性无丙种球蛋白血症、Bruton 综合征。其致病基因为 BTK，其产物属 BTK/TEC 家族酪氨酸激酶，定位于胞质。X-LA 患者骨髓中存在 Pre-B，BTK 的缺乏阻碍了 B 细胞的进一步发育。因而患者血中和淋巴组织中没有或仅有极少数 B 细胞，淋巴结很小，扁桃体缺失。通常血液中检测不到 IgA、IgM、IgD 和 IgE，而 IgG 含量极低，出现反复的化脓性感染。

3. 先天性胸腺发育不良或称 DiGeorge 症候群的病因常常是染色体 22q11.2 的缺失，表现为常染色体显性或隐性遗传的特征。22q11.2 的缺失涉及第 3、4 腮弓的发育异常。因此，一方面造成胸腺不发育或发育不全，引起 T 细胞功能缺陷；另一方面，由于甲状旁腺也是由第 3、4 咽腭弓发育而来，故本病患者常常伴有甲状旁腺发育不良，造成低血钙。此外，本病患者有时还伴有主动脉弓和心脏的先天性缺陷。

（韩　骅）

第十五章

出 生 缺 陷

一、学习目标

1. 掌握　出生缺陷的概念；出生缺陷的诊断方法和检测时间节点。
2. 熟悉　诱发出生缺陷的可能原因；出生缺陷的类型。
3. 了解　典型的出生缺陷疾病（如神经管缺陷畸形、心血管畸变等）。

二、习题

(一) 名词解释

1. 出生缺陷
2. 畸形
3. 畸化
4. 序列征
5. 关联征
6. Arnold-Chiari 畸形
7. 致畸剂
8. 发育异常

(二) 选择题

【A1 型题】

1. 传统的观念上，以下**不属于**出生缺陷的疾病是

   A. 白化病　　　　　B. 小头畸形　　　　　C. 唇裂

   D. 先天性心脏病　　E. 膀胱外翻

2. 以下哪一种**不需要**做胎儿宫内诊断

   A. 孕早期服用过致畸药物

   B. 长期处于污染环境及羊水过多或过少的孕妇

   C. 接触过较多射线

   D. 多次发生自然流产、死胎、死产的孕妇

E. 注射过狂犬疫苗的孕妇

3. 常见的神经管缺陷畸形是

    A. 裸脑   B. 脊柱裂   C. 脑膨出

    D. 脑积水   E. 小头畸形

4. 以下哪一种**不是**导致神经管缺陷的诱因

    A. 基因突变   B. 叶酸缺乏   C. 花粉

    D. 高热   E. 酒精

5. 神经管缺陷的产前诊断最佳时间为

    A. 孕 4 ~ 8 周   B. 孕 9 ~ 10 周   C. 孕 12 ~ 13 周

    D. 孕 14 ~ 18 周   E. 孕 21 ~ 22 周

6. 产前诊断检测神经管缺陷的最佳指标为

    A. 检测孕 14 ~ 18 周孕妇血清中的甲胎蛋白（AFP）

    B. 检测孕 14 ~ 18 周孕妇血清中的叶酸含量

    C. 检测孕 14 ~ 18 周孕妇血清中的酒精含量

    D. 检测孕妇的体温

    E. 检测孕妇尿液中的人绒毛膜促性腺激素（HCG）

7. 由遗传因素导致的先天性心脏病占本病总数的约

    A. 100%   B. 95% ~ 98%   C. 75%

    D. 25%   E. 2% ~ 5%

8. 以下哪一种说法是**错误**的

    A. 局限于脊髓部分的神经沟未关闭叫做脊髓裂

    B. 头端部分的神经沟未关闭则叫无脑畸形

    C. 脊髓裂合并脊柱裂

    D. 脊髓裂不合并脊柱裂

    E. 酒精也是诱发神经管缺陷的病因

9. 以下哪一种疾病**不是**由染色体遗传不平衡引起常见的畸变引起的原因

    A. Down 综合征   B. Turner 综合征   C. Klinefelter 综合征

    D. 血友病   E. 猫叫综合征

10. 以下哪一种生物因子因素尚**未明确**是否对人类胚胎有致畸作用

    A. 风疹病毒   B. 巨细胞病毒   C. 乙肝病毒

    D. 梅毒螺旋体   E. 单纯疱疹病毒

【A2 型题】

11. 某 3 岁女孩，诊断为先天性耳聋。可考虑其母在怀孕的哪个时期感染了风疹病毒

    A. 3 ~ 4 周   B. 5 ~ 6 周   C. 6 ~ 7 周

    D. 7 ~ 8 周   E. 9 ~ 10 周

12. 20 世纪 60 年代，欧洲、日本等国相继出现了大量短肢畸形（phocomelia。俗称"海豹肢"）患儿，其特征是肢体畸形和颜面部畸形同时存在，可合并有小头畸形及宫内生长迟缓。敏锐的澳大利亚产科医生 W.McBride 和德国儿科医生 W.Lenz 高度怀疑其原因是由于患儿的母亲在妊娠期间服用一种药物所致，最终得到证实。这种药物立即从市场上被召回，从而避免了更多的出生缺陷悲剧。该药物是

A. 非那西丁　　　　　　B. 孕激素　　　　　　　C. 沙利度胺（反应停）

D. 苯丙胺　　　　　　　E. 己烯雌酚

13. 某女孩,3 岁 9 个月。体检时发现左侧心前区有 IV 级收缩期杂音,初步诊断为室间隔缺损。如要进一步明确诊断,应选择下列哪一项最为重要而又无创的诊断方法

A. X- 射线　　　　　　　　　　　　　B. 心电图

C. 多普勒彩色超声心动图　　　　　　D. 心导管检查

E. 心血管造影

14. 某女性先证者,38 岁,头胎妊娠 18 周,B 超诊断为脑积水男胎,引产。采用 PCR-Sanger 测序方法检测先证者和胎儿的基因组 DNA,发现存在 *L1CAM* 基因第 28 号外显子错义突变:C.3581C>T(p.Ser1194Leu)。检测先证者的母亲、姐姐均为同一突变携带者,而其姨母和表妹均未检测到该致病突变。推测该家系的脑积水遗传方式应为

A. AD　　　　　　　　　B. AR　　　　　　　　　C. XD

D. XR　　　　　　　　　E. YL(Y- 连锁遗传)

15. 某女性,38 岁,妊娠 49 天。曾先后生育 2 胎先天性畸形儿,均为染色体异常。这种情况下,宜采取下列哪一项检查

A. 对夫妇双方进行染色体检查　　　　B. 检测妻子的血 AFP、β -HCG

C. 绒毛活检(CVS)、染色体检查　　　D. TORCH 检查

E. B 超检查

16. 某 4 岁男孩,诊断为先天性心脏病。应排除患儿活动过量后的哪一项表现

A. 面色苍白　　　　　　B. 青紫加重　　　　　　C. 咳嗽剧烈

D. 脉率加快　　　　　　E. 气促明显

17. 某 5 岁男孩,经常发生呼吸道感染,活动后心悸。体检发现,其发育落后,胸骨左缘第 2 肋间有连续性杂音。X- 光片显示,其肺动脉段突出,左房左室增大。该患儿可能罹患

A. 房间隔缺损　　　　　　B. 动脉导管未闭　　　　　C. 法洛四联征

D. 肺动脉狭窄　　　　　　E. 室间隔缺损

18. 某男性患儿,4 岁,诊断为"多囊肾"。其双亲均为致病基因的携带者,则其双亲每次所生子女的再现风险为

A. 100%　　　　　　　　B. 75%　　　　　　　　　C. 50%

D. 25%　　　　　　　　　E. 0

19. 某初产妇,39 岁,孕 3 产 0,其中 2 次为自然流产。现停经 18 周,自觉胎动 7 天。查体发现,血压 95/65mmHg,宫高 19cm,胎心 140 次 / 分。血清 AFP 偏高。最不可能出现的胎儿异常为

A. 无脑畸形　　　　　　B. 脊柱裂　　　　　　　C. 脑积水

D. 多囊肾　　　　　　　E. 脑膨出

20. 某女性患者,23 岁。无月经来潮,女性第二性征发育良好,前庭窝尚未见尿道口及处女膜,肛诊未触及子宫,但触及到左右附件。辅助检查发现,B 超未探及子宫和阴道黏膜线,但左右卵巢探及。X- 染色质阳性,核型为"46,XX"。考虑为

A. 脆性 X 综合征　　　　　　　　　　B. Klinefelter 综合征

C. Turner 综合征　　　　　　　　　　D. Down 综合征

E. 先天性无子宫和阴道

【B1 型题】

(21 ~ 24 题共用备选答案)

    A. B 超检查　　　　　B. 胎儿镜检查　　　　　C. 生化代谢物分析

    D. 染色体核型分析　　E. 致病基因的分析

21. 筛查苯丙酮尿症新生儿的最佳方法是

22. Turner 综合征的最佳确诊方法是

23. 先天性心脏病、内脏外翻、多囊肾的最佳检查方法是

24. 囊性纤维化的最佳确诊方法是

(25 ~ 29 题共用备选答案)

    A. 可导致 50% 以上的自然流产

    B. 可能是肾不发育(renal agenesis)的后果之一

    C. 既可能导致失明,同时也可能导致耳聋

    D. 可能是妊娠早期的糖尿病未得到及时治疗的后果之一

    E. Noonan 综合征和先天性风疹的特征之一

25. 遗传因素

26. 马蹄足畸形

27. 先天性感染

28. 椎体缺陷

29. 肺动脉狭窄

(三) 简答题

1. 出生缺陷有哪些类型? 神经管缺陷是临床上较为常见的一种出生缺陷,请试述神经管缺陷的相关知识。

2. 造成出生缺陷发生的因素有哪些?

3. 简述主要的出生缺陷产前诊断措施。

三、参考答案

(一) 名词解释

1. 出生缺陷(birth defect)　又称"先天性异常(congenital anomaly)",即胚胎发育紊乱引起的形态、结构、功能、代谢、行为等方面的异常的统称。

2. 畸形(malformation)　是指某一器官或器官的某一部分原发性缺失,其基本原因是发育过程中的遗传缺陷,导致发育过程的阻滞或方向错误。

3. 畸化(disruption)　是指环境因素干扰了正常的发育过程导致器官或组织的异常,有时也称为继发性畸形。环境因素包括缺血(ischemia)、感染(infection)、外伤(trauma)等。

4. 序列征(sequence)　是指由单一因素引发的级联反应(cascade)而导致的单一器官缺陷。

5. 关联征(association)　是指几种畸形在发生机制上并不能用序列征、综合征发生的机制来解释,但又非随机地一起发生的一组未知病因、病理的先天性异常。

6. Arnold-Chiari 畸形(Arnold-Chiari malformation)　又称"Arnold-Chiari 综合征",是指脊髓脊膜膨出合并延髓和一部分小脑向尾端移位到椎管,由于枕骨大孔被延髓或小脑所阻塞,使脑脊液

不能通过第 4 脑室孔,导致脊髓脊膜膨出、脊柱裂和脑积水的先天性畸形。

7. 致畸剂(teratogen) 是指能够导致胚胎畸变的物理、化学或生物因子。

8. 发育异常(dysplasia) 是指在胚胎发育早期(即胚层形成、细胞分化和组织发生三个阶段)出现的组织形成受障的过程及由此引发的形态学变异。

(二) 选择题

【A1 型题】

1. A　2. E　3. B　4. C　5. D　6. A　7. B　8. D　9. D　10. C

【A2 型题】

11. E　12. C　13. C　14. D　15. C　16. C　17. B　18. D　19. D　20. E

【B 型题】

21. C　22. D　23. A　24. E　25. A　26. B　27. C　28. D　29. E

(三) 简答题

1. 出生缺陷可分两类:①简单畸形:包括畸形、畸化、变形、发育异常;②多发性畸形:包括序列征、综合征、关联征。

神经管(neural tube)是指神经沟在枕节平面开始闭合,闭合向头尾两端进展,第 4 周末神经沟完全封闭形成的一条神经上皮管。其头段将分化为脑,尾段将分化为脊髓。对于神经管缺陷(neural tube defect,NTD)而言,如果神经沟未能关闭,神经组织露在外面,这样的缺损可长达胚胎身体的全长,也可以只局限于一小区域,通常称为开放性神经管缺陷。尾侧的神经沟未能关闭,致使大范围的椎弓未发育,表面皮肤裂开,脊髓发育不全并直接暴露于体表所致的畸形称为脊髓裂(myeloschisis);神经沟在头端部分的未能关闭,致使前脑原基发育异常所致的畸形称为无脑畸形(anencephaly)。脊髓裂必然合并脊柱裂(spina bifida,rachischisis)。

2. 导致出生缺陷发生的因素包括遗传因素和环境因素。

(1) 遗传因素包括亲代的血缘传递及配子或胚体细胞的染色体畸变和基因突变。①染色体畸变:约占可识别先天畸形原因的 6%。一般而言,常染色体任何可被检测到的不平衡(如重复、缺失、三体、单体等)都可能引起严重的结构和发育畸形,导致妊娠早期的流产;常见的染色体畸变引起的疾病如 Down 综合征、Turner 综合征、Klinefelter 综合征、猫叫综合征等。遗传不平衡是导致这类畸形发生的原因。②单基因缺陷:约 7% ~ 8% 的先天畸形由单基因突变引发。部分病例仅涉及单器官的畸形,但也可以引起涉及多系统、多器官的多发性畸形。③多基因遗传:绝大多数的出生缺陷呈多基因遗传方式,包括某些累及心脏、中枢神经系统和肾脏的单一畸形。在这种情况下,基于流行病学的研究可以估算经验风险,因而有助于对已经生育有 1 例患儿的夫妇再生育时再现风险的评估。

(2) 影响胚胎发育的环境因素包括 3 个方面,即母体周围的外环境、母体的内环境和胚体周围的微环境。引起胚胎畸形的这三个层次的环境因素均称为环境致畸剂,主要有生物性致畸剂、物理性致畸剂、致畸性药物、致畸性化学物质和其他致畸剂。某些外环境中的致畸剂可穿过内环境和微环境直接作用于胚体,某些则通过改变内环境和微环境而间接作用于胚体。

3. ①通过羊膜穿刺术抽取羊水,分析胎儿的代谢状况、胎儿的染色体组成、基因是否存在缺陷等;②通过绒毛膜活检(CVS)分析胚体细胞的染色体组成、基因是否存在缺陷等;③在 B 超的引导下将胎儿镜插入羊膜腔中直接观察胎儿的体表(四肢、五官、手指、脚趾和生殖器官等)是否发生畸形,并可以通过活检钳采集胎儿的皮肤组织和血液等样本做进一步检查;④B 超检查是一种简便易行且安全可靠的宫内诊断方法,可在荧光屏上较为清晰地观察到胎儿的影像,不仅能诊断胎儿外部畸形,还可诊断某些明显的内脏畸形(先天性心脏病、内脏外翻、多囊肾、神经管缺陷、无脑畸形、脑积水、水肿儿、葡萄胎等);⑤将水溶性造影剂注入羊膜腔,可在 X- 射线荧屏上观察胎儿的大小和外部畸形,如果将某种脂溶性造影剂注入羊膜腔,使其吸附于胎儿体表,便可能在 X- 射线下清晰地观察胎儿的外部畸形;⑥脐穿刺术是在 B 超引导下于孕中期、孕晚期(17 ~ 32 周)经母腹抽取胎儿静脉血用于染色体或血液学各种检查,亦可作为因羊水细胞培养失败,或在错过 CVS 和羊水取样时机的补充;⑦近年来发展迅猛的无创产前检测(NIPT)技术,通过抽取孕妇 10 周左右的外周血,分析血浆中的游离胎儿 DNA,可检测胎儿的非整倍体畸形(Down 综合征、13 三体、18 三体)。

(杨康鹃)

第十六章
肿瘤与遗传

一、学习目标

1. **掌握** 癌基因的概念、功能分类和激活机制;抑癌基因的概念、功能分类和失活机制;肿瘤的单克隆起源学说;肿瘤的"二次"突变学说;肿瘤的多阶段遗传损伤学说。

2. **熟悉** 遗传性肿瘤综合征和遗传性肿瘤的特征;染色体不稳定性与肿瘤发生的关系;抑癌基因发现与研究的途径;肿瘤靶向治疗研究的现状。

3. **了解** 肿瘤染色体不稳定性的类型;与肿瘤相关的细胞周期检查点;*TP53* 和 *RB1* 基因在肿瘤细胞周期检查点中的作用;细胞凋亡与肿瘤发生的关系;肿瘤分子诊断与常见的肿瘤易感基因;肿瘤基因组学与靶向治疗。

二、习题

(一) 名词解释

1. 基因组不稳定性

2. 癌基因

3. 抑癌基因

4. 家族性肿瘤综合征

5. 肿瘤基因组学

6. 靶向治疗(肿瘤个性化治疗)

(二) 选择题

【A1 型题】

1. 家族性肿瘤综合征不具有以下哪一项特征

    A. 家族聚集性   B. 多基因遗传   C. 发病早

    D. 双侧   E. 多发

2. 第一个被克隆的人类癌基因是

    A. *RB1*   B. *MYC*   C. *RAS*

    D. *TP53*   E. *SRC*

3. Burkitt 淋巴瘤中 8q24 和 14q32 易位所激活的癌基因是

A. *RB1*   B. *MYC*   C. *RAS*

D. *TP53*   E. *SRC*

4. 已在 2008 年处于Ⅱ和Ⅲ期临床实验的丙型肝炎治疗药物 SPC3648 针对的是

A. microRNA-21   B. let-7   C. microRNA-24

D. microRNA-122   E. microRNA-34

5. Ph 染色体产生的原因为

A. t(9;18)(q34;q11)   B. t(9;19)(q34;q11)   C. t(9;20)(q34;q11)

D. t(9;21)(q34;q11)   E. t(9;22)(q34;q11)

6. 肿瘤细胞染色体最常见的结构异常为

A. 易位和缺失   B. 易位和重复   C. 易位和环状染色体

D. 易位和双着丝粒染色体   E. 重复和环状染色体

7. 下列**不属于**癌基因编码产物的是

A. 生长因子   B. 信号转导分子   C. 凋亡促进因子

D. DNA 结合蛋白和转录因子   E. 生长因子受体

8. 下列**不属于**抑癌基因编码产物的是

A. 转录抑制因子   B. 错配修复蛋白   C. 某些信号转导分子

D. 凋亡抑制因子   E. 细胞周期抑制因子

9. 下列哪一项属于抑癌基因的失活机制

A. DNA 甲基化   B. 基因扩增   C. 启动子插入

D. 组蛋白乙酰化   E. 染色体易位与重排

10. 下列哪一项**不属于**癌基因的激活机制

A. DNA 去甲基化   B. 基因扩增   C. 点突变

D. 组蛋白去乙酰化   E. 染色体易位与重排

【A2 型题】

11. 某女性患者,35 岁,反复低热,脾大,粒细胞增多且不成熟,嗜碱性粒细胞增多,Ph 染色体(+),BCR/ABL(+)。其最可能的诊断是

A. 急性淋巴细胞白血病   B. 慢性淋巴细胞白血病

C. 急性髓细胞性白血病   D. 慢性髓细胞性白血病

E. 急性混合细胞白血病

12. 某 30 岁女性到医院进行遗传咨询。其母现年 55 岁,刚刚被诊断出乳腺癌;其舅舅的女儿(即表姐)38 岁时曾被发现罹患双侧乳腺癌,5 年前因为癌细胞的转移已夭亡。表姐曾被招募,参加了一项大型的实验研究,被检出携带 *BRCA2* 基因突变。遗传咨询师建议该女性先对其母亲和舅舅进行 *BRCA2* 基因突变的筛查。实验室检测结果有些出人意料,未发现其母的 *BRCA2* 基因突变,但其舅舅却为 *BRCA2* 基因突变阳性。如果仅仅考虑该女性的舅舅可能罹患乳腺癌的再现风险,你的答案是

A. 1%   B. 2%   C. 6%

D. 50%   E. 100%

【B1 型题】

(13 ~ 17 题共用备选答案)

A. *RB1*   B. *RET*   C. *APC*

  D. *TP53*   E. *VHL*

13. 遗传性视网膜母细胞瘤的主要致病基因是
14. 2 型多发性内分泌腺瘤（MEN 2A）的主要致病基因是
15. 家族性腺瘤性息肉（FAP）的主要致病基因是
16. Li-Fraumeni 综合征的主要致病基因是
17. von Hippel-Lindau 综合征的主要致病基因是

（18 ~ 20 题共用备选答案）

  A. 亲代的体细胞   B. 肿瘤细胞   C. 子代的体细胞
  D. 亲代的生殖细胞   E. 子代的生殖细胞

18. 遗传性视网膜母细胞瘤的第一次基因突变发生在
19. 散发性视网膜母细胞瘤的第一次基因突变发生在
20. 肿瘤发生的"二次突变学说"中，第二次基因突变发生在

(三) 简答题

1. 举例说明特异性标记染色体与肿瘤发生的意义。
2. 癌基因的分类及激活机制是什么？
3. 抑癌基因的分类及失活机制是什么？
4. 试述 Knudson "二次打击"学说。
5. 以结肠癌为例，简述癌发生的多个遗传事件的分子机制。
6. microRNA 作为核酸水平靶向药物研究的意义是什么？

三、参考答案

(一) 名词解释

1. 基因组不稳定性（genomic instability）　是指因 DNA 复制异常所致的 DNA 序列改变，以及因染色体分离等异常所致的染色体畸变。

2. 癌基因（oncogene）　是指能够促进细胞异常分裂、增殖或转化的突变原癌基因（proto-oncogene）。

3. 抑癌基因（tumor suppressor gene，TSG）　是指在正常细胞中存在的，对细胞的增殖、分裂和分化等起负调控作用的一类基因。

4. 家族性肿瘤综合征（cancer family syndrome）　是指某些特异类型的癌症（2 型 Lynch 综合征）在某些家族中存在家族聚集性的现象。家族性肿瘤综合征多半源于亲代的单个显性基因突变。

5. 肿瘤基因组学（cancer genomics）　是指在整个基因组的水平上研究肿瘤发生发展的分子基础的学科。其最终目标是揭示各种肿瘤发生发展的分子机制，并为肿瘤个体化医疗的建立和完善奠定基础。

6. 靶向治疗（targeted therapy）　又可称"肿瘤个性化治疗"，是指针对个体独特的基因组信息，利用药物阻断对肿瘤形成和生长起关键作用的分子，从而达到抑制肿瘤形成和生长的治疗作用。靶向治疗避免了对体内正常快速增殖细胞的抑制作用，减少了治疗的不良反应，是个性化医学的重要组成部分。

（二）选择题

【A1 型题】

1. B　　2. A　　3. B　　4. D　　5. E　　6. A　　7. C　　8. D　　9. A　　10. D

【A2 型题】

11. D　　12. C

【B1 型题】

13. A　　14. B　　15. C　　16. D　　17. E　　18. D　　19. C　　20. C

（三）简答题

1. 例如，费城染色体（Ph 染色体。或称"Ph 小体"）是慢性髓细胞性白血病（chronic myelocytic leukemia，CML）的特异性标记染色体（marker chromosome）。超过 90% 的 CML 患者具有 Ph 染色体，可作为本病的诊断依据。另外，Ph 染色体先于临床症状出现，故可用于 CML 的早期诊断。

2. （1）癌基因的功能分类：生长因子、生长因子受体、信号转导分子、DNA 结合蛋白和转录因子、细胞周期抑制因子、凋亡抑制因子。

（2）癌基因的激活机制包括：①遗传学水平上的激活机制：基因扩增、启动子插入、点突变、染色体易位与重排；②表观遗传学水平上的激活机制：DNA 去甲基化、非编码 RNA 调控异常、组蛋白乙酰化。

3. （1）抑癌基因的功能分类：转录抑制因子、错配修复蛋白、信号转导分子、细胞周期抑制因子、凋亡诱导因子。

（2）抑癌基因的失活机制包括：①遗传学水平上的失活机制：点突变、基因丢失、插入；②表观遗传学水平上的失活机制：DNA 甲基化、非编码 RNA 调控异常、组蛋白去乙酰化。

4. 20 世纪 70 年代，美国学者 Knudson 提出了肿瘤发生的"二次打击"学说。该学说认为，在遗传性、家族性肿瘤（如家族性视网膜母细胞瘤）中，第一次"打击"（第一次基因突变）发生在亲代的生殖细胞中，第二次"打击"（第二次基因突变）发生在子代的体细胞中；而在散发性肿瘤中，二次打击（抑癌基因的二次基因突变）均发生在子代的体细胞中。

5. 结肠癌的发生发展从正常上皮细胞开始，经历了异性增生、早期腺瘤、中期腺瘤、晚期腺瘤和癌等多个阶段，每个阶段发生不同的遗传学损伤（打击）事件。依次涉及第 5 号染色体长臂的杂合性丢失和 *APC* 基因突变（异性增生阶段）、DNA 甲基化（早期腺瘤阶段）、*KRAS* 基因突变（中期腺瘤阶段）、第 15 号染色体长臂的杂合性丢失和 *DCC* 基因突变（晚期腺瘤阶段）以及第 17 号染色体短臂的杂合性丢失和 *TP53* 基因突变（癌阶段）。

6. microRNA 不仅可作为疾病药物治疗的分子靶点，而且是疾病诊断、预后和疗效判定的重要分子标志物。microRNA 在尿液和血液等 12 种体液中可被检出。因此，在疾病个性化治疗中的潜在临床意义非常巨大，具有广泛的应用前景。

（富伟能）

第十七章

表观遗传病

一、学习目标

1. 掌握　表观遗传的基本概念；DNA甲基化修饰及其意义；印记基因的概念；组蛋白乙酰化和甲基化修饰及其意义；非编码RNA的分类及调控的基本方式；X-染色体随机失活的基本机制。

2. 熟悉　表观遗传相关的综合征和肿瘤发生的表观遗传机制。

3. 了解　代谢疾病（如糖尿病）的相关表观遗传机制。

二、习题

（一）名词解释

1. DNA甲基化
2. 表观基因组
3. 差异甲基化
4. 染色质重塑
5. lncRNA

（二）选择题

【A1型题】

1. DNA甲基化主要指发生在
   A. 胞嘧啶环第3位碳原子上
   B. 鸟嘌呤环第5位碳原子上
   C. 胸腺嘧啶环第3位碳原子上
   D. 胞嘧啶环第5位碳原子上
   E. 鸟嘌呤环第5位碳原子

2. 组蛋白的甲基化
   A. 仅与浓缩异染色质关联
   B. 既与浓缩的异染色质及基因转录受抑相关，也与转录活性关联
   C. 仅与转录活性相关
   D. 仅与基因转录有关

    E. 仅与开放常染色质关联

3. 下列哪一项**不属于**表观遗传修饰的方式
    A. 启动子区的某个碱基置换   B. DNA 甲基化
    C. 组蛋白乙酰化   D. X 染色质失活
    E. 非编码 RNA

4. 下列哪一种遗传病与表观遗传修饰的改变**无关**
    A. 肝豆状核变性（Wilson 病）
    B. 脆性 X 综合征
    C. 恶性肿瘤
    D. Rett 综合征
    E. 1 型 ICF 综合征（immunodeficiency-centromeric instability-facial anomalies syndrome 1）

5. 哺乳动物基因组 DNA 中 5-mC 约占全部胞嘧啶总量的
    A. 0.2% ~ 0.7%   B. 2% ~ 7%   C. 20%
    D. 50%   E. 70%

6. 肿瘤基因组中常见的表观遗传修饰改变有
    A. 全基因组范围的去甲基化状态
    B. 某些特定染色体区域异常的高甲基化状态
    C. 印记缺失
    D. ncRNA 异常表达
    E. 染色质高度凝缩为异染色质状态

7. 在 DNA 复制过程中，维持甲基化状态作用的酶是
    A. DNA 聚合酶   B. DNMT1   C. DNMT3a
    D. DNMT3b   E. DNA 连接酶

8. 在 RNA 沉默（RNA silencing）过程中，siRNA 和 miRNA 通常结合于所调控的 mRNA 分子的哪一部分
    A. 5′-UTR   B. 编码氨基酸的节段   C. 3′-poly（A）尾
    D. 3′-UTR   E. 启动子

9. 关于非编码 RNA 的描述，下列哪一项**不正确**
    A. ncRNA 在调控真核基因组的表达和功能中发挥重要作用
    B. siRNA 和 miRNA 前体均为双链分子，被 Dicer 酶加工成典型的长约 21 个核苷酸的双链分子
    C. ncRNA 的调控作用与 DNA 甲基化、组蛋白修饰作用均密切相关
    D. miRNA 主要表现为外源性基因调控子，针对病毒等外源或入侵的核酸发挥作用
    E. tRNA 和 rRNA 均不属于 ncRNA

10. 关于组蛋白修饰的描述，下列哪一项**不正确**
    A. 组蛋白相应氨基酸残基的乙酰化通常与开放的常染色质构型以及转录激活有关
    B. 组蛋白乙酰化一般与浓缩的异染色质以及基因转录抑制有关
    C. 组蛋白氨基酸的排列顺序构成了可被转录复合物识别的组蛋白密码（histone code）
    D. 组蛋白脱乙酰酶（HDAC）可以催化组蛋白脱去乙酰基，从而发生异染色质改变
    E. 组蛋白去乙酰化与 DNA 甲基化具有协同效应

【A2 型题】

11. 某新生女婴,其母妊娠和生产均无异常。但此新生儿严重张力过低(hypotonia),严重到需要管饲(tube-feeding),面部异常——杏仁状眼、下弯嘴角,阴唇不发达。提示女婴罹患 Prader-Willi 综合征。Prader-Willi 综合征涉及染色体的结构或修饰异常。主治医师预约了染色体分析和 DNA 检测,以便确定是否为 15 号染色体缺失,或基因组印记的改变。试问,胞苷结构的第 5 位碳原子发生什么改变,常常与基因的失活相关

    A. 基因转变   B. 姐妹染色单体交换   C. 假基因

    D. 基因重排   E. DNA 甲基化

12. 某男孩,罹患 Angelman 综合征,症见重度癫痫,孤独症和发育迟缓(developmental delay)。染色体核型分析发现,患者的第 15 号染色体有缺失的条带。试问下列哪一种描述正确

    A. 第 15 号染色体中间缺失(interstitial deletion)

    B. 第 15 号染色体末端缺失(terminal deletion)

    C. 第 15 号染色体臂间倒位(pericentric inversion)

    D. 第 15 号染色体臂内倒位(paracentric inversion)

    E. $15q^-$

13. 2016 年,被誉为“东方诺贝尔奖”的邵逸夫奖生命科学与医学奖授予了 2 位在 Rett 综合征的致病基因 *MECP2* 方面做出卓越贡献的学者:英国的 Adrian Bird 教授和 Huda Zoghbi 教授。Rett 综合征为一种 X- 连锁显性遗传病,由奥地利维也纳医生 Andreas Rett 于 1966 年首次报道,发病率约为 1/15 000,患者均为女童。患者可表现不同程度的神经发育迟滞、行为异常、精神发育迟缓等症状。目前,临床上只能对患者进行康复治疗。Rett 综合征的致病基因 *MECP2* 或蛋白通常发生什么改变

    A. MECP2 蛋白表达增高

    B. *MECP2* 基因所转录生成的 mRNA 变长

    C. 用甲基化敏感的限制酶检测后,可见 *MECP2* 基因甲基化位点的丢失

    D. 用甲基化敏感的限制酶检测后,可见 *MECP2* 基因甲基化位点的获得

    E. *MECP2* 基因的启动子区域发生了三核苷酸重复扩增

14. 某婴儿肌无力严重。其母有轻度的肌无力和肌强直(即受累骨骼肌肉在收缩后不易放松,如手紧握拳之后不能立即轻松张开);其外祖父则症状更轻,前额有点秃发,轻度白内障。这种后代发病症状更重的现象源于遗传学的哪一种机制

    A. 基因组印记

    B. 杂质性

    C. 不稳定的三核苷酸重复扩增

    D. 多因子遗传

    E. 线粒体遗传

【B1 型题】

(15 ~ 17 题共用备选答案)

    A. 多与胚胎生长发育相关

    B. 早期原始生殖细胞进入性腺时,原有的表观遗传学修饰被移除

    C. 通过 Dicer 酶加工

    D. 具有遗传异质性

E. 对外源核酸起作用

15. 印记基因是

16. 基因表达的重编程(reprogramming)是

17. miRNA 是

(三) 简答题

1. 什么是 CpG 岛?

2. 试述遗传学突变与表观遗传学突变的区别。

3. 试分析人体在衰老过程中,相关基因丧失甲基化或获得新的甲基化可能引起的病理改变。

三、参考答案

(一) 名词解释

1. DNA 甲基化(DNA methylation) 是指在 DNA 甲基转移酶的催化下,以 S- 腺苷甲硫氨酸为甲基供体,将甲基转移到 DNA 特定碱基上的过程(通常为基因组 DNA 上的胞嘧啶第 5 位碳原子和甲基基团间的共价结合,胞嘧啶由此被修饰为 5- 甲基胞嘧啶)。在多数情况下,DNA 甲基化可抑制基因的表达。

2. 表观基因组(epigenome) 是指一个个体的全基因组的表观遗传修饰图谱。

3. 差异甲基化(differential methylation) 意即父源和母源染色体上的印记中心的甲基化呈现出分化状态。

4. 染色质重塑(chromatin remodeling) 是指基因在活化和转录时,染色质发生去凝集,核小体变成开放式疏松结构,使转录因子等更易接近并结合核小体 DNA 等的一系列染色质构型的重要变化。

5. lncRNA 即 "长链非编码 RNA(long ncRNA)"。ncRNA 是一类能转录但不编码蛋白质,具有特定功能的 RNA 小分子。lncRNA 是指长度大于 200 个核苷酸的 ncRNA 分子。

(二) 选择题

【A1 型题】

1. D　　2. B　　3. A　　4. A　　5. B　　6. E　　7. B　　8. D　　9. D　　10. C

【A2 型题】

11. E　　12. A　　13. D　　14. C

【B1 型题】

15. A　　16. B　　17. C

(三) 简答题

1. CpG 岛(CpG island) 是指基因组中长度为 300 ~ 3000bp 的富含 CpG 二核苷酸序列的 DNA 区域,主要位于基因的 5'- 区域(启动子和第 1 外显子区)。启动子区 CpG 岛的未甲基化状态是基因转录所必需的,而 CpG 序列中的 C 的甲基化可导致基因转录被抑制,沉默基因转录。

2. 传统意义上遗传学突变如基因突变(gene mutation) 主要表现在基因组 DNA 序列上的变异(variation),包括常见的碱基置换等。这些突变均涉及基因组 DNA 碱基组成的改变,种系突变可以直接在亲代、子代之间传递。

表观遗传学突变一般不涉及基因组 DNA 序列碱基组成的改变,而是 "改变(alteration)" 和 "修饰(modification)" 遗传物质,包括 DNA 甲基化、组蛋白修饰、染色质重塑、非编码 RNA(ncRNA)、X-

染色体失活、基因组印记等,主要通过影响染色质结构的变化来调控基因的表达(即激活或抑制基因的表达)。这种表观修饰方式也可以遗传给后代。

3. 在正常生理条件下表达的基因可能在衰老过程中被甲基化修饰(从头甲基化。*denovo methylation*),从而导致该基因表达的减弱或关闭,引起该基因的相关生理功能减弱或丧失。例如,某个基因的表达为维持听觉功能所必需,其基因表达的下调(down-regulation)或关闭,可能导致老年人听觉能力的降低或最终失聪。

同理,DNA 甲基化的丢失也可能激活正常生理情况下沉默的基因,导致该基因不恰当的异位表达(ectopic expression。即基因能够在通常情况下不表达该基因的组织或细胞中表达的现象),使得组织或器官呈现出表观遗传上的异质性(heterogeneity)和镶嵌性(mosaicism)。这种在衰老过程中获得的表观遗传镶嵌性是许多年龄相关性疾病的重要病因之一。例如,某些原癌基因在正常情况下处于关闭状态,若维持这些原癌基因关闭的甲基化修饰丢失,则可导致肿瘤的发生,使得某些与老年关联的恶性肿瘤发病率增高。

(彭鲁英　张咸宁)

第十八章
遗传病的诊断

一、学习目标

1. 掌握　遗传病常规诊断和特殊诊断的主要内容;产前诊断的方法。
2. 熟悉　胚胎植入前遗传学诊断(PGD);无创产前检测(NIPT)。
3. 了解　基因诊断的主要技术及其临床应用。

二、习题

(一) 名词解释

1. 系谱分析
2. 产前诊断
3. RFLP
4. 基因诊断
5. PGD
6. NIPT

(二) 选择题

【A1 型题】

1. 家系调查的最主要目的是
   A. 了解家系内的患病人数　　　　　　B. 了解疾病的遗传方式
   C. 了解临床治疗的效果　　　　　　　D. 收集病例
   E. 便于与患者进行联系

2. 不能用于染色体核型分析的材料是
   A. 外周血　　　　　B. 绒毛膜　　　　　C. 排泄物
   D. 肿瘤　　　　　　E. 皮肤

3. 生化检查主要针对
   A. 病原体　　　　　B. DNA　　　　　　C. RNA
   D. 微量元素　　　　E. 蛋白质和酶

4. 检出携带者（carrier）的最佳方法是

    A. 基因检测   B. 生化检测   C. 体征检查

    D. 影像学检查   E. 家系调查

5. 羊膜穿刺术的最佳时间在妊娠的

    A. 第 2 周   B. 第 4 周   C. 第 10 周

    D. 第 15 ~ 17 周   E. 第 30 周

6. 绒毛取样术（CVS）的**不足**是

    A. 取材困难   B. 需要孕妇妊娠期时间较长才可进行操作

    C. 流产风险相对较高   D. 绒毛不能培养

    E. 检测周期时间长

7. 基因诊断与其他诊断方法比较，最主要的特点在于

    A. 费用低   B. 检测周期时间短   C. 取材方便

    D. 针对基因结构   E. 针对病变细胞

8. 可考虑进行基因连锁分析以实施基因诊断的情况是

    A. 基因片断缺失   B. 基因片断插入   C. 基因结构变化未知

    D. 表达异常   E. 点突变

9. 核酸杂交的基本原理为

    A. 变性与复性   B. DNA 复制   C. 转录

    D. 翻译   E. RNA 剪接

10. PCR 的特异性主要取决于

    A. 循环次数   B. 模板 DNA 的量   C. DNA 聚合酶活性

    D. 引物的特异性   E. 操作技术的熟练程度

11. PCR 最主要的优势在于

    A. 实验的周期时间短   B. 灵敏度高   C. 费用低

    D. 准确性高   E. 实验操作方便

12. 对孕妇和胎儿损伤最小的产前诊断方法为

    A. 羊膜穿刺术   B. 胎儿镜检查   C. B 超检查

    D. 绒毛取样术（CVS）   E. X- 射线检查

13. 有反复流产史的女性应进行的遗传学检查是

    A. 核型分析   B. 性染色质检查   C. 酶活性检测

    D. 寡核苷酸探针直接分析法   E. RFLP 分析

【A2 型题】

14. 某孕妇，35 岁。第一胎生育苯丙酮尿症患儿。通过 PCR-RFLP 分子诊断分析的结果为：其夫（正常个体）200bp/100bp；孕妇（正常个体）300bp/400bp；患儿 100bp/400bp；其已妊娠的第二胎为 100bp/300bp。因而判断胎儿是

    A. 正常个体   B. 携带者

    C. 患者   D. 需确定胎儿性别后才能判断

    E. 暂时无法判断

15. 某孕妇，32 岁。有先兆流产倾向，怀疑胎儿有神经管缺陷（NTD）。应该采用的产前检查方法是

　　A. 胎儿镜　　　　　　　　B. 羊膜穿刺术　　　　　　　C. B 超
　　D. 绒毛取样术（CVS）　　　E. 脐穿刺术

【B1 型题】

（16 ~ 17 题共用备选答案）

　　A. 绒毛样本　　　　　　　B. 羊水脱落细胞　　　　　　C. 母体外周血
　　D. 脐带血　　　　　　　　E. 口腔黏膜细胞

16. 妊娠 15 ~ 17 周需做胎儿细胞遗传学检查，可采用

17. 妊娠 10 ~ 11 周需进行染色体病、代谢病和基因诊断时，可采用

（18 ~ 20 题共用备选答案）

　　A. 羊膜穿刺术　　　　　　B. 胚胎植入前遗传学诊断　　C. 胎儿镜检查
　　D. 脐带穿刺术　　　　　　E. NIPT

18. 辅助生殖中对早期胚胎进行检测并筛选出正常胚胎，再行宫内移植的是

19. 检测孕妇外周血中的胎儿游离 DNA 进行遗传诊断的方法是

20. 能够直接观察胎儿发育情况，并进行可能的宫内治疗是

（三）简答题

1. 在遗传病患者的病史采集时，要收集哪些相关信息？应注意哪些问题？

2. 用羊膜穿刺术和绒毛取样术（CVS）可以进行哪些方面的检查？

3. 单基因病的诊断应如何进行？应注意哪些问题？

4. 遗传病实验室检查的主要方法有哪些？

5. 哪些临床情况需要做产前诊断？

三、参考答案

（一）名词解释

1. 系谱分析（pedigree analysis）　即对具有某种性状的家系成员进行观察，并分析该性状在家系后代中分离或传递的方式。系谱分析有助于区分患者是否罹患遗传病，单基因病还是多基因病；若是单基因病，可判断其遗传方式。并助于区分某些表型相似的遗传病以及因遗传异质性造成的遗传方式的混淆。

2. 产前诊断（prenatal diagnosis；antenatal diagnosis）　是指对可能罹患遗传病的个体在其出生之前，利用各种影像学、细胞遗传学、生化遗传学和分子遗传学等方法予以确诊的临床诊断技术。

3. RFLP 意即限制性片段长度多态性（restriction fragment length polymorphism），属于第一代分子标记物。当基因组 DNA 序列上发生变化而出现或丢失某一个限制性内切酶位点时，可造成酶切产生的片段长度和数量发生变化的现象。

4. 基因诊断（gene diagnosis）　是指通过对基因或基因组进行直接分析而诊断疾病的手段。

5. PGD 即"植入前遗传学诊断（preimplantation genetic diagnosis）"，是指对体外受精获得的早期胚胎进行遗传学检测，以选用无遗传性缺陷的早期胚胎进行移植的技术。

6. NIPT "无创产前检测技术（non-invasive prenatal testing）"，是近年来迅猛发展的一种新型胎儿染色体病（遗传病）筛查技术。相对于传统的 CVS 或羊膜穿刺术等具有"有创（侵入）性"的产前检测方法而言，NIPT 通过高通量测序技术检测妊娠 10 周左右的孕妇外周血浆中的胎儿游离

DNA,属于一种"无创(非侵入)性"产前诊断方法。

(二) 选择题

【A1 型题】

1. B   2. C   3. E   4. A   5. D   6. C   7. D   8. C   9. A   10. D

11. B   12. C   13. A

【A2 型题】

14. B   15. C

【B1 型题】

16. B   17. A   18. B   19. E   20.C

(三) 简答题

1. 要收集家族史、婚姻生育史、初次发病年龄(onset age)等信息。

采集婚姻史时主要了解患者双亲的结婚年龄、婚配次数、配偶健康状况以及是否近亲结婚等。

了解生育史主要了解生育年龄、子女数目及健康状况;有无流产、死产和早产史。还应了解患者出生时有无产伤、窒息,母亲妊娠早期有无药物接触史、电离辐射接触史、有害化学物质接触史等。还要特别注意是否收养、过继、非婚生育等情况。

2. 通过羊膜穿刺术和绒毛取样术(CVS)收集的胎儿细胞可以进行染色体检查、生化检查、基因诊断等,收集的羊水同样宝贵,可以进行生化检查、基因诊断等。

3. 已知是单基因病,可用生化检查分析代谢物,或用基因诊断分析基因组 DNA、RNA。若疑为代谢性疾病,应首选生化检查分析。一旦在生化检查不能确诊时,或是某些单基因遗传代谢病不宜通过生化检查时,再考虑采用基因诊断的策略。对单基因病致病基因诊断方法的选择,应根据对致病基因的现有信息而定。例如,根据致病基因突变为外显子缺失,还是属于已知的点突变,还是造成了相关限制酶位点的改变等,可选用 MLPA、DNA 印迹杂交、PCR、ASO、RFLP 等技术。若尚不清楚致病基因,可考虑采用 RFLP 连锁分析、微卫星 DNA 标记连锁分析、WES、WGS 等方法。

4. 遗传病实验室检查的主要方法包括染色体检查、性染色质检查、生化检测及基因诊断等。染色体检查也叫核型分析,是确诊染色体病的最终手段。目前盛行的染色体微阵列分析(chromosomal microarray analysis,CMA)具有更高的分辨率,可检出 CNV,越来越得到广泛的应用;性染色质检查可辅助诊断性染色体数目畸变所造成的疾病,如 Turner 综合征、Klinefelter 综合征、XYY 综合征及两性畸形等;生化检查是临床医学诊断单基因代谢病的首选方法;而基因诊断是诊断遗传病的最佳方法,其中的 Sanger DNA 测序技术为基因诊断的"金标准"。

5. 应接受产前诊断服务的对象包括:①夫妇之一有染色体畸变,特别是平衡易位携带者,或生育过染色体病患儿的夫妇;② 35 岁左右或以上的孕妇;③夫妇之一有开放性神经管畸形,或生育过这种畸形患儿的孕妇;④夫妇之一有先天性代谢缺陷,或生育过这种患儿的孕妇;⑤ X- 连锁遗传病致病基因携带者孕妇;⑥有习惯性流产史的孕妇;⑦羊水过多的孕妇;⑧夫妇之一有致畸因素接触史的孕妇;⑨有遗传病家族史,又系近亲结婚的孕妇等。

(邹向阳)

第十九章
遗传病的治疗

一、学习目标

1. 掌握　遗传病治疗的原则;基因治疗的策略。

2. 熟悉　遗传病的手术治疗、药物治疗和饮食治疗的原则及适应证;基因治疗的技术路径;基因治疗的临床应用。

3. 了解　基因治疗面临的问题遗传病的手术治疗。

二、习题

(一) 名词解释

1. 基因治疗

2. 同源重组法

3. 基因增强

4. 种系基因治疗

5. 基因组编辑

(二) 选择题

【A1 型题】

1. 肝豆状核变性(Wilson 病)　是神经内科最常见的一种常染色体隐性遗传病,属于铜代谢障碍性疾病。应用某些药物与铜离子形成螯合物的原理,可给予患者服用

 A. 青霉素   B. 青霉胺   C. 维生素 B_{12}

 D. 硫酸镁   E. 去铁胺 B

2. 目前,饮食疗法治疗遗传病的基本原则是

 A. 少食多餐   B. 口服维生素   C. 补其所缺

 D. 去其所余   E. 禁其所忌

3. 某些遗传病源于某些酶缺乏而不能形成机体所必需的代谢产物,对这些遗传病进行治疗时可给予相应酶的补充,便可使症状得到明显的改善,达到治疗的目的。这种治疗策略称为

 A. 添加   B. 补缺   C. 基因突变

D. 基因修正　　　　　　　　E. 基因治疗

4. 在基因治疗时去除整个变异基因,用有功能的正常基因取代,从而使致病基因得到永久的更正。这种治疗策略称为

A. 基因失活　　　　　　B. 基因添加　　　　　　C. 基因修复

D. 基因复制　　　　　　E. 基因突变

5. 世界上首例成功进行基因治疗的疾病是

A. ADA 缺乏症　　　　　B. 家族性高胆固醇血症　　C. 囊性纤维化

D. 血友病 B　　　　　　E. α_1- 抗胰蛋白酶血症

6. 给苯丙酮尿症患儿喂哺低苯丙氨酸奶粉,属于

A. 补其所缺　　　　　　B. 去其所余　　　　　　C. 酶疗法

D. 维生素疗法　　　　　E. 禁其所忌

7. 镰状细胞贫血患者可使用哪一种药物进行治疗

A. 羟基脲(hydroxyurea)　B. 丝裂霉素　　　　　　C. 抗生素

D. 维生素　　　　　　　E. γ- 干扰素

8. 下列关于基因治疗的描述,**错误**的是

A. 需要保证克隆基因的有效表达

B. 需要保证克隆基因进入靶细胞内能够得到有效调节

C. 目前只有少数疾病进入临床试验阶段

D. 基因编辑技术能够进行基因修复

E. 目前基因治疗的研究仅瞄准对发病机制明确的单基因病

9. 将目的基因导入病变细胞或其他细胞,目的基因的表达产物可以补偿缺陷细胞的功能或使原有的功能得到加强。这种治疗策略称为

A. 基因突变　　　　　　B. 基因增强　　　　　　C. 基因复制

D. 基因互补　　　　　　E. 基因转移

10. 导入外源基因去干扰、抑制有害的基因表达。例如,向肿瘤细胞中导入肿瘤抑制基因,以抑制癌基因的异常表达。这种治疗策略称为

A. 基因抑制　　　　　　B. 基因添加　　　　　　C. 反义技术

D. 三螺旋 DNA 技术　　　E. 基因转移

【A2 型题】

11. 某男性患者,15 个月。间断抽搐 3 个月就诊,患儿出生时正常,母乳喂养,不能独坐和站立,肌张力高,不认识父母,皮肤白皙,头发浅黄,尿液有鼠尿味,尿三氯化铁试验阳性(+++),对该患儿目前主要的治疗方法是

A. 左旋多巴　　　　　　B. 口服甲状腺片　　　　C. 四氢生物蝶呤

D. 低苯丙氨酸饮食　　　E. 5- 羟色胺

12. 某男性患者,56 天,全身皮肤黄染 53 天就诊,出生时正常,生后 3 天皮肤黏膜开始黄染,渐加重,同时吐奶严重,生后纯母乳喂养,尿蛋白(+),尿胆红素(++),尿半乳糖(+++)。目前,对该患儿的治疗可用

A. 停用乳类,改用米汤、豆浆等喂养　　　B. 低苯丙氨酸饮食

C. 低脂饮食　　　　　　　　　　　　　D. 奶粉喂养

E. 四氢生物蝶呤

13. 某男性患者,17 岁,进行性加重智力障碍、肢体震颤 3 年就诊。表情淡漠,双侧角膜周边见棕绿色素环,宽约 2mm,晶体轻度浑浊,血铜蓝蛋白 41.2mg/L,参考值 220 ~ 580mg/L,尿铜 3319μg/24h,参考值 0 ~ 60μg/24h。该患儿治疗<u>不可用</u>

  A. 苯巴比妥   B. 补充锌剂

  C. 避免进食动物内脏等含铜高的食物   D. 青霉胺

  E. 对症治疗

14. 某女性患者,28 个月。发热、寒战、气促就诊,皮肤黄,结膜苍白,肝脾大,Hb 45g/L,RBC1.8 × 10¹²/L,WBC32 × 10⁹/L,镰变试验阳性。对该患儿目前最有效的治疗是

  A. 骨髓移植   B. 铁剂治疗   C. 血浆过滤

  D. 补充维生素   E. 加强营养

15. 某男性患者,9 岁。发热 5 天、面色黄、小便呈茶色 1 天就诊,就诊前 4 天因发热服用磺胺类药物和解热镇痛药,服药后体温下降,2 天前患儿出现头晕、乏力、面色苍白,1 天前症状加重并出现面色发黄、小便颜色呈茶色,Hb70g/L, WBC 10 × 10⁹/L,尿胆红素(+),G6PD/6PGD 定量比值 0.43(正常值>1.0),其父 G6PD/6PGD 定量比值为 1.7,其母 G6PD/6PGD 定量比值为 0.75。对该患儿在以后的生活中应注意

  A. 避免进食蚕豆及其制品   B. 避免食用黄豆制品

  C. 避免食用乳制品   D. 少食碳水化合物

  E. 少食蛋白质

16. 某男性患者,27 岁。反复出血 25 年就诊,患者 2 岁时无明显诱因反复出血皮肤瘀斑,散布全身,可自行消退,6 岁时出现膝关节肿胀疼痛,上述症状每年反复发作,血浆凝血因子Ⅸ活性为正常的 10%。对该患者最根本的治疗方法为

  A. 输注全血   B. 输注血小板   C. 输注血浆

  D. 输注凝血因子Ⅸ   E. 基因治疗

17. 某女性患者,35 岁。因皮肤、眼睑多处有黄色瘤就诊。患者 3 年前眼睑处有黄色瘤出现,此后黄色瘤变多、变大,血 LDL-C 650mg/dl,甘油三酯 1. 26mmol/L,角膜弓阳性,家族中多个成员均有此症状出现。对该患者的治疗<u>不可取</u>的是

  A. 控制脂肪摄入   B. 考来烯胺   C. 服用洛伐他汀

  D. 服用糠麸   E. 控制蛋白质摄入

18. 某女性患者,32 个月。发热、寒战、气促就诊,皮肤黄,结膜苍白,肝脾大,Hb 47g/L,RBC1.9 × 10¹²/L,WBC31 × 10⁹/L,镰变试验阳性。该患儿若要进行转基因治疗,最常选择的靶细胞为

  A. 外周血红细胞   B. 骨髓细胞   C. 淋巴细胞

  D. 肝细胞   E. 神经细胞

19. 某男性患者,33 岁。因皮肤、眼睑多处有黄色瘤就诊。患者 3 年前眼睑处有黄色瘤出现,此后黄色瘤变多、变大,血 LDL-C 580mg/dl,甘油三酯 1.16mmol/L,角膜弓阳性,家族中多个成员均有此症状出现。分子诊断证实 *LDLR* 基因存在缺陷。若要对该患者进行基因治疗,最合适的靶细胞应选择

  A. 皮肤细胞   B. 脂肪细胞   C. 淋巴细胞

  D. 肝细胞   E. 骨髓细胞

20. 某女性患者,18 个月,因间断抽搐 5 个月就诊。患儿出生时正常,母乳喂养,不能独坐和站

立,肌张力高,不认识父母,皮肤白皙,头发浅黄,尿液有鼠尿味,尿三氯化铁试验阳性(+++)。若要对该患儿进行基因治疗,最合适的靶细胞应选择

    A. 皮肤细胞   B. 脂肪细胞   C. 骨髓细胞

    D. 淋巴细胞   E. 神经元

【B1 型题】

(21 ~ 25 题共用备选答案)

    A. 苯巴比妥   B. 考来烯胺   C. 青霉胺

    D. 别嘌呤醇   E. 生长激素

21. 去除肝豆状核变性患者体内堆积的铜离子可用

22. 治疗原发性痛风患者可用

23. 促进家族性高胆固醇血症患者体内胆固醇的排出可用

24. 治疗垂体性侏儒患者可用

25. Gilbert 综合征为一种常染色体显性遗传病,治疗本病患者可用

(26 ~ 30 题共用备选答案)

    A. 药物治疗   B. 手术治疗   C. 基因治疗

    D. 饮食治疗   E. 器官移植

26. 严重唇裂的患者可采用的治疗方法是

27. 新生儿 PKU 患者可采用的治疗方法是

28. 在临床上对症缓解遗传病患者的症状一般采用的是

29. 对遗传性角膜萎缩症的患者可采用的治疗方法是

30. 若要从根本上治愈单基因病,理想的治疗方法是

(三) 简答题

1. 遗传病治疗的主要手段有哪些?

2. 进行成功的基因治疗必须具备的条件是什么?

3. 简述转基因基因治疗的技术路径。

三、参考答案

(一) 名词解释

1. 基因治疗(gene therapy) 是指用重组 DNA 技术将具有正常基因及其表达所需的序列导入到病变细胞或体细胞中,以替代或补偿缺陷基因的功能,或抑制缺陷基因的过度表达,从而达到治疗遗传性或获得性疾病的目的。

2. 同源重组法(homologous recombination) 是指用外源性目的基因进行定位或原位修复有缺陷的基因组 DNA 时,导入的外源基因与染色体上的靶基因序列在同源序列之间发生重组而插入到染色体上,这样外源基因不是随机地而是专一地整合到靶细胞的特定位点,从而取代原位点上的缺陷基因序列。

3. 基因增强(gene augmentation) 是基因治疗的策略之一,意即将目的基因导入病变细胞或其他细胞,目的基因的表达产物可以弥补缺陷细胞的功能或使原有的功能得到加强。

4. 种系基因治疗(germline gene therapy) 相对于体细胞基因治疗(somatic cell gene therapy),

意即通过改变或插入遗传物质于生殖细胞中进行的遗传病基因治疗措施。目前,在人体身上进行的所有种系基因治疗研究是被禁止的。

5. 基因组编辑(genome editing) 是近年来发展起来的可对基因组进行靶向识别和精确编辑的一种新兴技术,可完成目标基因的定点敲除、突变、敲入等,主要包括锌指核酸酶(ZFN)、转录激活因子样效应物核酸酶(TALEN)和 CRISPR/Cas 技术。

(二) 选择题

【A1 型题】

1. B　2. E　3. B　4. C　5. A　6. E　7. A　8. E　9. B　10. A

【A2 型题】

11. D　12. A　13. A　14. A　15. A　16. E　17. E　18. B　19. D　20.C

【B1 型题】

21. C　22. D　23. B　24. E　25. A　26. B　27. D　28. A　29. E　30.C

(三) 简答题

1. 遗传病的治疗措施通常有手术疗法、药物和饮食疗法和基因治疗。手术治疗主要包括手术纠正和器官移植两个方面;药物和饮食治疗的原则是"禁其所忌、去其所余、补其所缺",即控制底物或中间产物的摄入,减少代谢产物的堆积,排出体内过多的毒物、抑制毒物的生成,补充机体所缺乏的生理性物质以达到治疗的目的;基因治疗是运用重组 DNA 技术、基因编辑技术等方法,将具有正常基因及其表达所需的序列等导入到病变细胞或体细胞中,以替代或补偿缺陷基因的功能,或抑制基因的过度表达,从而达到治疗遗传病或获得性疾病的目的。

2. 成功的基因治疗必须具备的条件是:①选择合适的疾病;②已知该病分子缺陷的本质;③矫正遗传病的治疗(或正常)基因得到克隆;④克隆基因的有效表达;⑤克隆基因的有效调控;⑥已建立可利用的有效动物模型。

3. 转基因基因治疗的技术路径主要包括靶细胞的选择,目的基因表达载体的构建,目的基因(或核苷酸)的转移等。靶细胞的选择总体可分为体细胞和生殖细胞,目前主要进行的基因治疗是体细胞基因治疗,而种系基因治疗研究是被禁止的。其中,骨髓细胞是应用最为广泛的靶细胞。目的基因表达载体的构建分为非病毒载体和病毒载体,后者主要包括腺病毒、反转录病毒、腺相关病毒(AAV)等。目的基因的转移包括转移路径和方法,转移途径有两类:一类是 *in vivo*,即直接活体转移;另一类为 *ex vivo*,即回体转移。转移方法包括物理学法、化学法和生物学法。

(钱晓伟　刘　炎)

第二十章

遗 传 咨 询

一、学习目标

1. 掌握　遗传咨询的主要步骤及遗传病再现风险率估计。
2. 熟悉　遗传咨询的临床基础及遗传病的群体筛查。
3. 了解　遗传伦理学的临床意义;遗传学与优生学的关系。

二、习题

(一) 名词解释

1. 遗传咨询
2. 新生儿筛查
3. 携带者筛查
4. 遗传伦理学
5. Bayes 定理

(二) 选择题

【A1 型题】

1. 在先证者所患遗传病较严重且难于治疗,再现风险高,但患儿父母又迫切希望有一个健康孩子的情况下,可运用

    A. 产前诊断　　　　　　B. 遗传咨询　　　　　　C. 产前咨询

    D. 婚前咨询　　　　　　E. 一般咨询

2. 对某些危害严重、致残的遗传病,目前尚无有效疗法,又不能进行产前诊断,再次生育时的再现风险很高,宜采取的对策是

    A. 遗传咨询　　　　　　B. 出生后诊断　　　　　C. 人工受精

    D. 不再生育　　　　　　E. 药物控制

3. 曾生育过一个或几个遗传病患儿,再生育本病患儿的风险或概率,称为

    A. 再现风险　　　　　　B. 患病率　　　　　　　C. 发病率

    D. 条件概率　　　　　　E. 遗传风险

4. 遗传病再现风险率为 4%～6%,属于

    A. 低风险   B. 高风险   C. 中度再现风险

    D. 较高风险   E. 较低风险

5. 遗传咨询通常分为

    A. 青春期咨询、婚前咨询、产前咨询   B. 婚前咨询、生育期咨询、一般遗传咨询

    C. 青春期咨询、生育期咨询、更年期咨询   D. 产前咨询、产后咨询、更年期咨询

    E. 婚前咨询、产前咨询、一般遗传咨询

6. 女方患有血友病,应建议其最好采取的措施为

    A. 可以结婚及生育   B. 可以结婚,禁止生育

    C. 可以结婚,限制生育   D. 暂缓结婚

    E. 不能结婚

7. 用细菌抑制法可以筛查

    A. 半乳糖血症   B. 苯丙酮尿症   C. 甲状腺肿

    D. G6PD 缺乏症   E. Gaucher 病

8. 在遗传咨询过程中,下列哪一项并非正确的遗传咨询内容

    A. 确立咨询者是否为遗传病患者

    B. 解答遗传疾病的发病原因、遗传方式、诊断预防等问题

    C. 对咨询者的婚育问题提出建议和指导

    D. 为咨询者决定是否生育

    E. 解答遗传病的再现风险率

9. 大多数三体综合征的发生与母龄呈正相关,其中一个重要原因就是随着母亲年龄的增高,卵巢开始退化,从而导致卵细胞形成过程中

    A. 母亲高发染色体不分离   B. 父亲高发染色体不分离

    C. 有丝分裂染色体不分离   D. 将有丝分裂变为无丝分裂

    E. 1 个卵细胞与 2 个精子进行受精

10. 以下哪一项**不会**引起人类基因组学研究中涉及的遗传信息隐私权的伦理问题

    A. 是否应该把研究结果告诉提供样本的人群的问题

    B. 不理会携带"不良"遗传基因的个体可能受到歧视的问题

    C. 是否可以提供有关疾病的遗传检测信息给保险公司或用人单位的问题

    D. 如何保障提供样本的个体的利益的问题

    E. 样本提供者自愿地参与人类基因组学的研究,签署有"书面知情同意书"

【A2 型题】

11. 某夫妇,男方患多指,女方正常。婚后生了一个手指正常的聋哑女儿。他们再次生育时,生育一个完全正常的儿子的概率为

    A. 1/2   B. 3/16   C. 1/8

    D. 1/4   E. 3/8

12. 某 2 岁男孩,因精神发育迟缓查染色体。核型为"46,XY,−14,+t(14q21q)"。再查其母后,发现为平衡易位染色体携带者。其母的核型应为

    A. 45,XX,−14,+t(14q21q)   B. 45,XX,−15,−21,+t(15q21q)

    C. 46,XX/47,XX,+21   D. 46,XX,−14,+t(14q21q)

E. 46,XX,−21,+t(14q21q)

13. 如果科学家通过转基因技术成功地将某未婚女性血友病患者的造血干细胞进行改造,使其凝血功能恢复正常,则她与正常个体婚后生育患血友病男孩的风险为

A. 0%　　　　　　　　B. 50%　　　　　　　　C. 100%

D. 25%　　　　　　　　E. 20%

14. DMD 是一种严重的致死性 X- 连锁隐性遗传病。某青年女性的哥哥患 DMD 而夭亡,她前来遗传咨询。其婚后所生子女的发病风险是

A. 所生子女全部正常

B. 生男孩的发病风险是 1/2,女孩有 1/4 是携带者

C. 生男孩的发病风险是 1/2,女孩有 1/2 是携带者

D. 生男孩的发病风险是 1/4,女孩有 1/4 是携带者

E. 所生子女的发病风险均为 100%

15. 某 23 岁的男青年,患严重的佝偻病,并有骨骼畸形、骨痛而行走困难。查体可见身材矮小,下肢进行性弯曲,O 型腿(bowing of the legs),实验室检查表明血钙正常,血磷低、尿磷高、血清碱性磷酸酶增高,服用维生素 D 制剂并不能提高血磷,则初步诊断为

A. 维生素 D 缺乏性佝偻病　　　　　　　B. 抗维生素 D 佝偻病

C. 维生素 D 依赖性佝偻病　　　　　　　D. 肾性佝偻病

E. 软骨营养不良

16. 某放射科女医生,婚后生了一个小头畸形的精神发育迟缓患儿。担心下一个孩子还会罹患相同的疾病而前来进行遗传咨询。咨询医师可建议采取以下哪一项对策降低患儿的出生风险

A. 人工受精　　　　　　B. 不再生育　　　　　　C. 冒险再次生育

D. 产前诊断　　　　　　E. 借卵怀胎

17. 某遗传病的男性先证者,父母、外祖父母、一个舅舅、弟弟均正常,但另一个舅舅罹患本病。判断该遗传病的遗传方式为

A. 常染色体显性遗传病　　　　　　　　B. 常染色体隐性遗传病

C. X- 连锁显性遗传病　　　　　　　　　D. X- 连锁隐性遗传病

E. Y- 连锁遗传病

18. Huntington 病为常染色体显性遗传病,如其外显率为 80%,则 1 例杂合性患者与一个正常个体婚后生育患儿的风险为

A. 20%　　　　　　　　B. 40%　　　　　　　　C. 50%

D. 60%　　　　　　　　E. 100%

19. 钱币状掌跖角化症(keratosis palmoplantaris nummularis)为一种遗传病,患者一般从幼儿学会走路时开始脚掌部发病。随着年龄增长,患处损伤逐步加重;手掌发病多见于手工劳动者。下图为某家族中本病的遗传系谱图。下列有关描述**不正确**的是

A. 由家系图判断此病最可能属于常染色体显性遗传病

B. 第 4 代中患者与正常个体婚配,生育女儿可避免本病的遗传

C. 家系调查与群体调查相结合,可推断本病的遗传特点

D. 本病症状的表现其实是基因与环境因素共同作用的结果

E. 避免或减少摩擦可预防或减轻发病

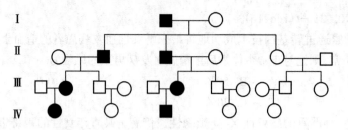

20. 某男性患儿,2 岁。眼距宽,眼裂小,鼻梁低平,舌常伸出口外,流涎多,有通贯掌,合并先天性心脏病。其最有确诊意义的检查为

　　A. 染色体检查　　　　　B. 胸部 X- 射线检查　　　　C. 肝功能测定
　　D. 听力测定　　　　　　E. 腹部 B 型超声检查

【B1 型题】

(21 ~ 22 题共用备选答案)

　　A. 孤独症　　　　　　　B. Gaucher 病　　　　　　　C. 家族性甲状腺肿
　　D. G6PD 缺乏症　　　　E. 半乳糖血症

21. 可以用血斑滤纸的提取液筛查的新生儿疾病是

22. 可以用嗜菌体抗性检测法筛查的新生儿疾病是

(23 ~ 24 题共用备选答案)

　　A. 细胞遗传学诊断　　　B. 超声波检查　　　　　　　C. X- 射线摄片检查
　　D. 酶学诊断　　　　　　E. 基因诊断

23. 生育过先天愚型患儿的孕妇,为防止患儿出生可采取

24. 怀疑胎儿为无脑儿,且孕妇有先兆流产的倾向,此时应采取

(25 ~ 26 题共用备选答案)

　　A. 苯丙酮尿症的筛查和诊断　　　　　B. 进行性肌营养不良的筛查和诊断
　　C. 新生儿黄疸的筛查和诊断　　　　　D. 新生儿脑膜炎的筛查和诊断
　　E. 遗传病携带者的筛查和诊断

25. 新生儿疾病筛查包括对

26. 为降低隐性遗传病患儿的出生率可进行

(27 ~ 28 题共用备选答案)

　　A. 可以结婚及生育　　　B. 可以结婚,禁止生育　　　C. 可以结婚,限制生育
　　D. 暂缓结婚　　　　　　E. 不要结婚

27. 男女双方都患有相同的遗传病,遗传咨询师可建议他们采取的措施是

28. 男方本人与姨家的表妹属三代以内的旁系血亲,遗传咨询师可劝阻两者

(29 ~ 30 题共用备选答案)

　　A. 知情同意原则　　　　B. 有利原则　　　　　　　　C. 无害原则
　　D. 公平原则　　　　　　E. 信任和保护隐私原则

29. 未经新生儿监护人的同意医务人员即进行新生儿疾病筛查,违反了遗传伦理学的

30. 不能进行干预的疾病一般不能进行症状前筛查,这属于伦理学的

(三) 简答题

1. 什么是遗传咨询? 其临床意义是什么?

2. 简述携带者检出的意义及主要方法。

3. 遗传咨询时应遵循什么伦理学原则?

4. 我国的优生科学(yousheng)与不少人所误读的优生学(eugenics)到底有什么区别?

三、参考答案

(一) 名词解释

1. **遗传咨询(genetic counseling)** 又称"遗传商谈",是指用遗传学和临床医学的基本原理和技术,与遗传病患者、亲属以及有关社会服务人员讨论遗传病的发病原因、遗传方式、诊断、治疗和预后等问题,解答来访者所提出的有关遗传学方面的问题,并在权衡对个人、家庭、社会的利弊基础上,给予婚姻、生育、防治、预防等方面的医学指导。

2. **新生儿筛查(newborn screening;neonatal screening)** 是对已出生的新生儿进行某些遗传病的症状前诊断,是出生后预防和治疗某些遗传病的有效方法。

3. **携带者筛查(carrier screening)** 是基因诊断的一部分,意即当某种遗传病在某一群体中有高发病率,为了预防该病在群体中的发生,采用经济实用、准确可靠的方法在群体中进行筛查,筛出携带者后则进行婚育指导,即可达到预期目标。

4. **遗传伦理学(genetic ethics)** 或译为"基因伦理学",是运用伦理学方法研究和评估由于遗传学发展所产生的伦理问题的一门新兴学科。

5. **Bayes 定理(Bayestheorem)** 由英国学者 Thomas Bayes 提出,是一种用于计算概率的数理公式,用来估算 2 个"非此即彼"事件各自发生的相对概率,认为概率的大小随条件的变化而改变。估算再现风险是遗传咨询的中心任务,通常使用 Bayes 定理估算遗传病的再现风险。

(二) 选择题

【A1 型题】

1. A 2. D 3. A 4. C 5. E 6. C 7. B 8. D 9. A 10. E

【A2 型题】

11. B 12. A 13. C 14. D 15. B 16. D 17. D 18. B 19. B 20. A

【B1 型题】

21. C 22. E 23. A 24. B 25. A 26. E 27. B 28. E 29. A 30. C

(三) 简答题

1. 遗传咨询是家庭中预防患儿出生的有效方法之一,是由临床医生和遗传学工作者解答遗传病患者及其家属提出的有关遗传性疾病的病因、遗传方式、诊断、治疗及预防等问题,估算患者的子女再患某病的风险,并提出建议及指导,以供患者及其亲属参考。遗传咨询的主要步骤包括: ①准确诊断;②确定遗传方式;③对再现风险的估计;④提出对策和措施;⑤随访和扩大咨询。

遗传咨询的临床意义在于减轻患者身体和精神上的痛苦,减轻患者及亲属的心理压力,帮助他们正确对待遗传病,了解发病风险,采取正确的预防、治疗措施;降低人群遗传病的发生率,降低有害基因的频率,及减少传递机会。

2. **携带者(carrier)** 就是表型正常但遗传物质异常的个体,包括隐性遗传病的杂合子,染色体

平衡易位的个体、倒位染色体的携带者等。携带者自身的表型虽然正常,但却可以将有害基因传递给子代。当他们生育后代时便可能有患儿出现。因此,检出携带者非常必要、非常重要,对预防遗传病有着至关重要的意义。

携带者的检出方法一般包括临床水平、细胞水平、生化水平和基因水平4大类。

3. 进行遗传咨询时,应严肃遵循如下几点原则:①尊重隐私权:遗传咨询不宜在有无关人员在场的环境中进行,个人的隐私权应得到充分尊重。必要时,遗传咨询师可以与前来咨询的夫妇分别谈话。这是因为遗传病家系调查不可避免要涉及亲属,如父母、兄弟、姐妹。除了信任医师以外,咨询者可能不愿其他人,甚至自己的配偶知道自己和家人的相关信息。因此,咨询师应当尊重咨询人的隐私权,为获得的资料保守秘密,避免这些资料被他人、单位、雇主和保险商等利用。这将有利于家庭的和谐稳定。②自愿和知情同意:遗传咨询本身应是自愿的,非指令性的。因此,当咨询师要求患者及其家系成员进行遗传学检查时,也应贯彻自愿即知情同意的原则,以及对患者有益无害的原则。③自主决定:咨询和检查的结果有可能证实遗传病的存在或计算出后代的再现风险。咨询师应当向夫妇详细介绍疾病的原因、后果和预后,以及再现风险的高低。但咨询师绝不应代替夫妇做出任何决定,包括是否继续怀孕或人工流产等。任何咨询都应是非指令性的。决定权应属于夫妇两人。

4. 顾名思义,狭义的"优生"是指通过某些医学手段,减少遗传病和出生缺陷发生的生产;而广义的"优生"则是指从孕前着手,避免孕前、孕期任何对于胚胎不利因素的暴露,尽可能保证健康胎儿出生的生产。因此,优生学是一个十分严肃的医学分支学科,是利国利民、造福千万家庭的大好事。不幸的是,由于二次大战时纳粹德国打着"优生"旗号进行的反人类行径,使得欧美不少学者和民众至今对"优生学(eugenics)"一词耿耿于怀,心有余悸,甚至错误地斥之为"伪科学(pseudoscience)"。更有许多对我国持严重偏见立场和不怀好意的人,长期以所谓"侵犯人权"等为借口,对我国的计划生育、人口政策和优生科学举措横加指责。国内不少人(包括科学家)也未加以仔细思考和辨析,断章取义,长期一味迎合这种错误观点,屈从于上述所谓"国外权威人士"、"主流医学"的蛮横意志。

实际上,即使在欧美,不争的事实是现代优生学早已逐步进入以植入前遗传学诊断(PGD)、无创产前检测(NIPT)为标志的"新优生学(neoeugenics)"时代。被誉为"体外受精之父"的2010年诺贝尔医学奖获得者、英国著名学者Robert Edwards(1925—2013)生前就一直鼎力支持优生科学的发展。因此,汉语的术语"优生(yousheng)"与传统意义上的英文术语"eugenics"有着本质上的区别。

（岳丽玲　郑立红）